대한민국
최고의 명의가
들려주는

우울증

SNUH
서울대학교병원
Health+9

대한민국 최고의 명의가 들려주는

우울증

초판 1쇄 발행 2015년 7월 10일
초판 4쇄 발행 2022년 1월 31일

지은이 안용민

펴낸곳 서울대학교출판문화원
주소 08826 서울 관악구 관악로 1
도서주문 02-889-4424, 02-880-7995
홈페이지 www.snupress.com
페이스북 @snupress1947
인스타그램 @snupress
이메일 snubook@snu.ac.kr
출판등록 제15-3호

ISBN 978-89-521-1714-4 04510
978-89-521-1498-3 (세트)

SNUH
서울대학교병원
Health+9

대한민국
최고의 명의가
들려주는

우울증

안용민 서울대학교병원 정신건강의학과 교수

발 간 사

첨단 지식정보화 사회에 들어 눈부신 의학발전에도 불구하고 여전히 병마와 싸우는 수많은 환자들이 있기에 우리는 한시라도 마음이 편할 수가 없습니다.

서울대학교병원 Health$^+$ 시리즈는 정보의 홍수시대에 근거가 빈약한 의학정보가 무분별하게 난무하는 상황에서 의학적 근거와 기준을 제시하며 표준화된 건강정보를 제공하고자 발간되었습니다.

특히 이 책은 대한민국 암 발생률 1위인 위암을 시작으로 유방암, 간암, 췌장암 등 다양한 암 질환과 각종 질병까지 의료진이 오랜 기간에 걸쳐 축적해 온 경험과 의학지식을 알기 쉽게 풀어가고 있습니다. 또한 각 질환별로 증상, 진단, 치료, 재활, 건강관리 등 환자들이 궁금해하는 점을 중심으로 일반인들도 이해하기 쉽게 구성되어 있습니다.

무엇보다 이 시리즈를 통해 서울대학교병원 최고 명의들이

건강과 질병에 대한 전문적 지식을 국민들과 함께 공유함으로써, 국가중앙병원으로서 국민건강관리의 올바른 방향을 제시하고 평생건강을 계획하고 관리하게 된 것은 정말 소중한 일이 아닐 수 없습니다.

이 책의 발간에 수고를 아끼지 않은 원고 집필 교수진과 서울대학교출판문화원 편집진에게 감사를 드리며, 이번 Health⁺ 시리즈 발간이 우리 모두의 건강한 미래를 밝히는 소중한 길잡이로서 국민 모두가 더욱 건강하고 행복한 삶을 영위해 나가는 뜻깊은 계기가 되기를 기대합니다.

2013년 8월 25일

서울대학교병원장 오 병 희

"우울증은 의지로 이겨내야 하는 것이지 치료를 받을 필요가 있나요?"

필자가 정신건강의학과 전문의로서 우울증 환자를 만날 때마다 가장 많이 듣는 질문이다. 그럴 때마다 우울증을 마음의 독감에 비유해서 설명을 하곤 한다. 단순한 감기 몸살이라고 쉬면 낫겠거니 하는 생각에 병원에 가지 않고 지내다가 폐렴과 같은 합병증이 발생한 뒤에야 응급실을 찾는 독감처럼, 마음의 독감인 우울증도 적절하게 치료받지 않는다면 불필요한 고통을 겪게 될 가능성이 높다. 독감에 걸렸을 때 병원에서 적절한 치료를 통해 호전될 수 있듯이, 우울증도 약물 치료와 면담 치료를 받아야 하는 마음의 병인 것이다.

마음이 우울한 것이 병일 수 있다면, 얼마나 우울해야 우울증인가? 시험을 못 보면, 연인과 헤어지면, 직장에서 퇴직을 당하면, 중한 병에 걸리면, 누구나 우울하다고 느끼지 않나? 그렇다면 어떨 때 치료를 받아야 하나? 주변에 우울해 보이는 사람이 있는

데 어떻게 해줘야 하나? 아마도 이러한 질문들이 쏟아질 것 같아서, 필자는 우울증을 바로 알리고 독자들이 궁금해하는 점에 명쾌한 답을 드리게 위해 이 책을 쓰게 되었다.

독자들 중에는 '설마 나한테 우울증이 오겠어?'라고 생각하는 사람들이 있을지도 모르겠다. 하지만 세계보건기구(World Health Organization, WHO)에서는 2020년에 우울증이 두 번째로 많은 질환이 될 것으로 예측하였고, 우리나라에서도 평생 우울증을 경험하는 비율이 6.7%라고 하니, 남의 일이라고 생각할 수만은 없을 것이다. 최근 들어 매스컴을 통해 정신건강에 대한 중요성이 많이 알려지긴 했지만, 여전히 정신건강 질환에 대한 편견으로 인해 우울증이 등한시되고 있는 것도 사실이다.

제대로 치료되지 않은 우울증 환자의 약 15%가 자살을 택한다는 극단적인 예를 들지 않더라도, 학교나 직장에서 성취도가 떨어지고, 대인관계에서 문제가 나타나며, 약을 먹어도 뚜렷한 호전이 없는 통증을 비롯한 다양한 신체 증상이 지속되기도 하는 등

우울증이 우리 삶에 미치는 영향은 실로 방대하다.

세계보건기구에서는 건강을 신체적·정신적·사회적 건강으로 정의하고 있다. 신체건강 못지않게 중요한 것이 정신건강이라는 의미일 것이다. 우울증에 대해 열린 마음을 가지고 있다면 그만큼 우울증을 일찍 발견하고 적절한 치료로 이어질 수 있을 것이다. 이 책을 통해 더 많은 국민들이 신체적으로만이 아니라 마음도 건강한, 행복한 삶을 살게 되기를 기대해 본다.

안용민(서울대학교병원 정신건강의학과 교수)

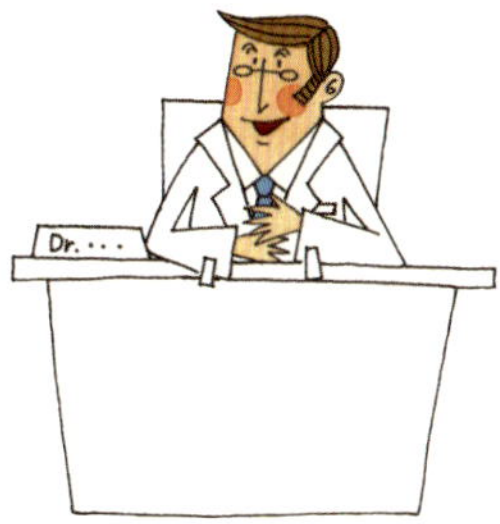
Dr. . . .

차 례

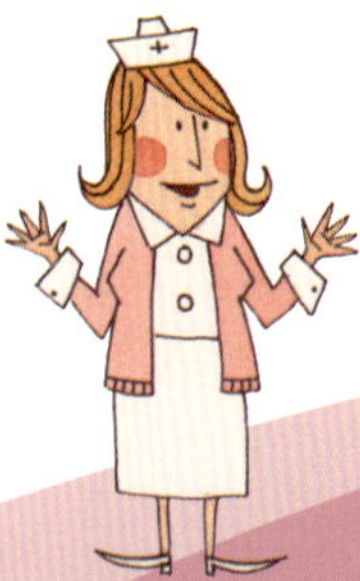

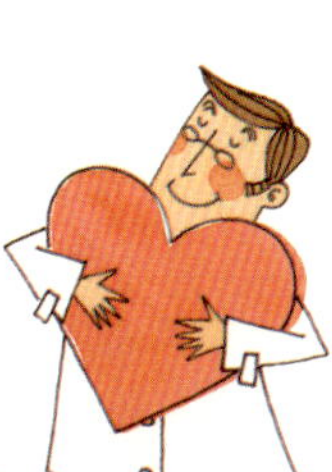

01

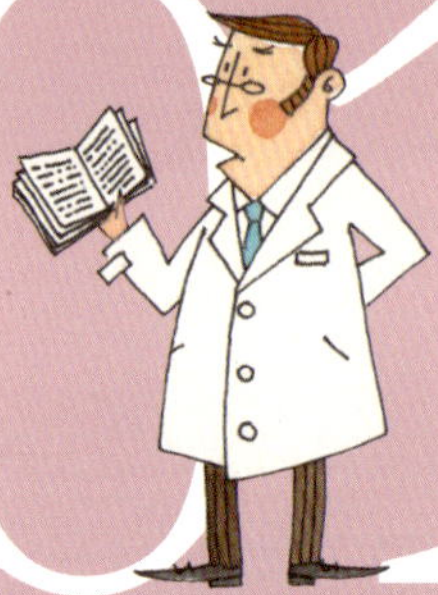

우울증이란 무엇인가?

우울증은 기분, 신체 및 인지 영역에서 여러 가지 이상이 발생하여 개인의 일상생활에 장애를 초래하는 전 세계적으로 가장 흔하고 심각한 질환 중 하나이다. 최근 30여 년간 점차 더 많은 우울증 치료 약물 및 치료법이 개발되고 있다.

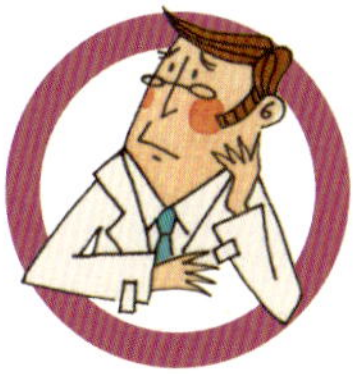

우울증이란?

우울증은 기분(우울한 기분, 의욕 및 흥미 저하), 신체(피로, 수면 양상 변화, 식욕 및 성욕 변화) 및 인지(실행능력 저하, 집중력 및 기억력 저하) 영역에서 여러 가지 이상이 발생하는 전 세계적으로 가장 흔하고 심각한 질환 중 하나이다. 우울증은 전 연령대에서 발생하여 개개인의 일상생활에 장애를 초래하고, 특히 집중력 및 기억력 저하와 같은 인지기능 저하 증상으로 인해 사회·경제적인 측면에서는 생산성을 저하시킨다.

우울증이 심각한 결과로 이어지기도 하지만, 최근 30여 년간 점차 더 많은 우울증 치료 약물 및 치료법이 개발되고 있어 희망적이다. 현재 우울증 치료 효과가 명백히 밝혀진 수십 가지 약물이 개발 및 사용되고 있으며, 이제는 고혈압이나 당뇨를 치료하듯 개개인의 우울증 양상과 신체적 특성을 고려해 여러 종류의 항우울제 중 잘 맞는 것을 선택하여 약물 치료를 할 수 있게 되었다. 또한 인지행동 치료나 정신 치료, 전기자극 치료 등 여러 비약물적 치료도 가능하다.

우울증 치료의 첫 번째 장애물 – '나는 우울증이 아니야'

우울증은 흔한 질환이지만, 많은 사람들이 이를 우울증이라고 생각하지 못하여 정신건강의학과에서 치료받을 시기를 놓치거나, 내과나 가정의학과 등 다른 과에서 적절치 않은 치료를 받으며 지속적으로 고통받는 경우가 많다.

다음의 경우를 살펴보자.

- 만성 피로에 항상 무기력하고 직장에서 집중이 잘 안 되어 업무 중 자꾸 실수하는 36세 남자
- 지속적인 두통과 불면, 의욕저하로 학업을 수행하기 어려워 휴학한 22세 남자
- 원인을 모르는 가슴 답답함, 소화불량, 식욕저하, 각종 근육통으로 일상생활이 어려워 누워 지내는 65세 여자
- 사소한 일에 짜증을 내고 화를 조절하기 어려워 가족을 괴롭게 하는 30세 여자

• 복통, 두통을 호소하며 친구들과의 만남이나 등교를 거부하고 게임에만 몰두하는 16세 청소년
• 이유 없이 눈물이 계속 나고 미래에 대해 비관적인 생각을 하거나 죽고 싶은 생각이 드는 24세 여자

이들의 공통점을 무엇일까? 이들 모두가 우울 증상에 해당된다. 흔히 우울하고 슬픈 기분이나 자살 사고 등 전형적인 증상이 있어야만 우울증이라고 생각하지만, 기분 증상 외에도 다양한 신체 증상, 인지 증상이 우울증과 관련되어 있다. 특히 우리나라처럼 감정을 절제하는 것이 미덕이라고 생각하는 유교 문화권에서는 우울 증상이 원인을 알 수 없는 소화기 증상이나 통증 등의 신체 증상으로 나타나는 경우가 흔하다. 이 경우 대부분은 증상을 치료하기 위해 여러 병원에서 각종 검사를 받지만, 신체적 질환이 발견되지 않고 불필요한 시술이나 약물 치료가 지속되면서 좌절하는 경우가 많다.

우울증 치료의 두 번째 장애물 – '우울증은 약한 의지의 문제'

가족들이나 스스로가 우울증인 것 같다고 생각해도, 우울증은 마음이 약해서 생기는 것이므로 '강한 의지로 스스로 극

복할 수 있다'거나 '시간이 지나면 나아지겠지' 하는 생각으로 정신과적 치료를 받지 않는 경우가 많다. 또한 정신과적 치료에 대한 거부감 때문에 우울증을 사소한 문제로 취급하며 오히려 치료를 받지 못하게 하는 가족들도 있다.

그러나 우울증은 다양한 신체적·사회적 기능 저하와 관련되므로 치료를 받지 않으면 학업 및 직업을 중단하게 되거나, 대인관계와 가족관계에 부정적인 영향을 주거나, 자살로 이어지는 등 개인의 삶에 부정적인 영향을 미치게 된다.

따라서 일단 우울 증상이 발생하여 이로 인해 사회·직업적 생활 및 일상생활에 지장을 초래할 정도라면 신속하게 치료를 받아야 한다. 대부분의 환자는 적절한 치료로 우울증으로부터 회복이 가능하며, 조기 진단과 치료를 통해 우울증으로 고통받는 기간을 단축시킴으로써 우울증으로 인해 발생하는 일상생활에서의 삶의 질 저하, 기능 저하로 인한 개인적 손실을 최소화할 수 있다.

우울증 치료의 세 번째 장애물 – '정신과 약물은 중독된다'

정신과 약물에 대해 흔히 보이는 편견으로, 정신과 약물은 오랜 기간 복용하면 중독된다고 생각하여 우울증으로 고통

받으면서도 정신과적 치료, 특히 약물 치료를 거부하는 경우를 자주 볼 수 있다.

'중독'이라고 하면 화학물질과 의약품 등 유해물질에 의한 신체 증상으로서의 중독(intoxication)과, 알코올이나 마약과 같은 약물 남용에 의한 신체적·정신적인 의존이 문제가 되는 중독(addiction)을 동시에 일컫게 되는데, 일반인들이 정신과 약물에 대해 걱정하는 중독은 보통 후자에 해당한다. 학계에서는 약물 중독보다는 '의존'이라는 용어를 주로 사용하는데, 의존에는 내성 또는 금단 증상이 모두 포함된다.

항우울제, 항정신병 약물을 비롯한 대부분의 정신과 약물은 내성과 금단 증상이 모두 없다. 단, 신경안정제의 경우 남용하게 되면 신체적 의존을 유발하므로, 제대로 된 정신과적 평가 및 치료를 받지 않고 인근 병원에서 신경안정제만 처방받아 장기간 복용하는 것이 오히려 문제가 된다.

항우울제를 6주 이상 사용하다가 의사와 상의 없이 갑자기 중단하는 경우 감기 유사증상, 불면, 구역, 두통, 불안, 어지러움, 감각이상 등으로 나타나는 항우울제 중단 증후군이 일부 환자에서 발생할 수 있으며, 약 1~2주까지 증상이 지속될 수 있다. 따라서 약물 중단을 원할 때에는 반드시 담당의와 상의해야 한다.

02

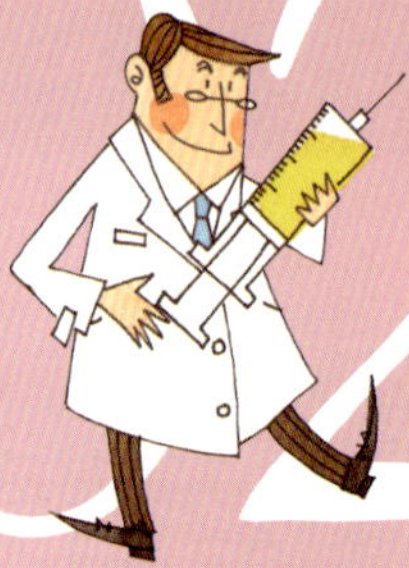

우울증의 역학

우울증은 자살이나 알코올 남용 등과 같은 합병증과 밀접하게 관련되어 있으며, 그 비율이 여성이 남성보다 2배 높고, 16~18세에 가장 많으며, 이후 40대까지 감소하다가 다시 증가하는 등 연령대별로 차이를 보인다.

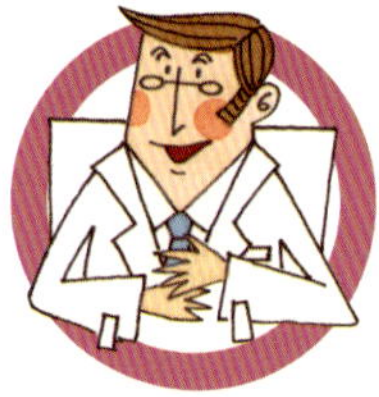

증가 추세인 우울증 발생률

우울증은 가장 흔한 정신과적 질환으로, 자주 재발하고 자살이나 알코올 남용 등 물질사용 장애와 같은 합병증과 밀접하게 관련되어 있다.

전 세계적으로 우울증 발생률은 증가 추세이며, 세계보건기구(World Health Organization, WHO)에서 2020년에는 심혈관계 질환에 이어 우울증이 두 번째로 많은 질환이 될 것으로 예측한 바 있다.

여성이 남성보다 2배 많다

서구의 한 연구 결과에 따르면, 평생에 한 번 이상 우울증을 앓은 비율(평생 유병률)은 남성 5~12%, 여성 10~25%, 시점

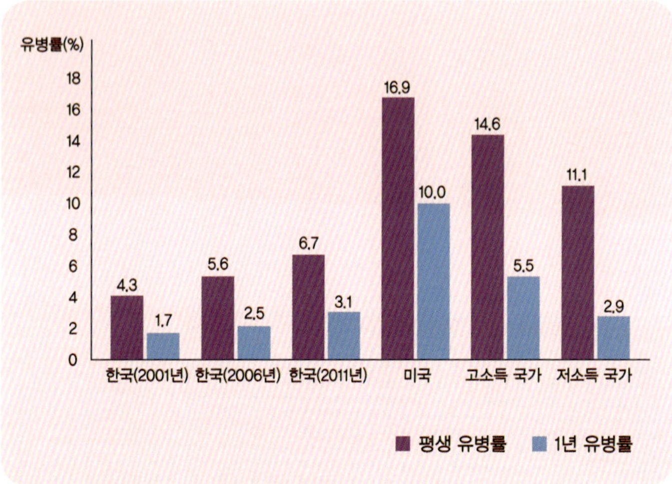

그림 1. 우울증의 평생 유병률과 1년 유병률

유병률은 남성 2~3%, 여성 5~9%로 전 세계적으로 여성이 남성보다 2배 정도 많이 발생한다고 알려져 있다.

한국의 경우, 2011년 보건복지부가 시행한 정신 장애 실태조사에 따르면, 주요 우울 장애의 평생 유병률은 전체의 6.7%(남성 4.3%, 여성 9.1%)였고, 1년 내 우울증을 경험한 사람의 비율인 1년 유병률은 전체 3.1%(남성 1.8%, 여성 4.3%)였다. 이러한 성별에 따른 유병률의 차이는 남녀 간의 호르몬 차이, 사회·문화적 영향, 출산 등에 기인하는 것으로 생각된다.

한편, 국내의 여러 역학 연구들에서 한국의 우울증 유병률이 서양에 비해 낮게 보고된 바 있는데, 이는 실제로 우울증이 적다고 해석하기보다는, 우리나라 우울증 환자의 상당수가 신체 증상 등 다른 증상들에 가려져 제대로 진단받지 못하고 내과나 가정의학과, 신경과 등 다른 과에서 치료를 받고 있는 것으로 생각된다.

또 한국에서는 아직까지 우울증을 질병이라기보다 개인의 나약함이나 의지 부족으로 생각하는 경향이 있고, 정신 질환과 정신과 치료에 대한 사회적 편견과 선입견 때문에 질환 자체를 부끄러워하거나 숨기는 경우가 많아 보고율이 실제보다 낮을 가능성도 있다.

우울증 유병률의 연령대별 차이

연령대별 우울 증상의 분포를 보았을 때(그림 2), 우울증은 고등학교 시절인 16~18세에 가장 많고, 이후 40대까지 감소하다가 다시 증가하는 양상을 보였다.

노인은 연령이 증가할수록 우울 증상의 유병률이 증가한다고 보고되었는데, 이는 노년기에 나타나는 신체적 질환, 배우자나 친지의 상실, 역할의 상실 등이 영향을 미치기 때문인 것으로 보인다.

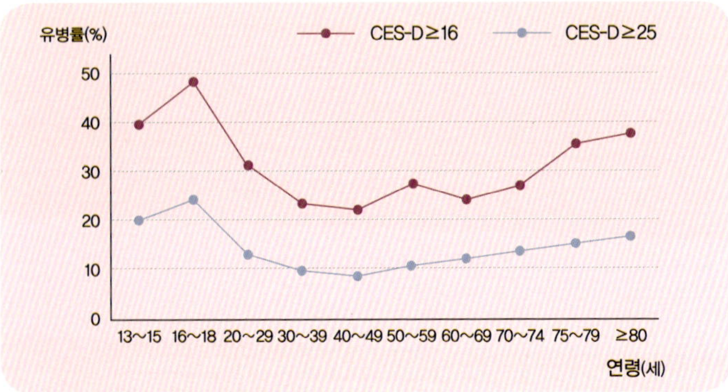

그림 2. 연령대별 우울 증상 유병률 비교

주: 1) CES-D : The Center for Epidemiologic Studies Depression Scale

2) 16점 이상은 유력 우울증(probable depression),

25점 이상은 확실 우울증(definite depression)을 의미함.

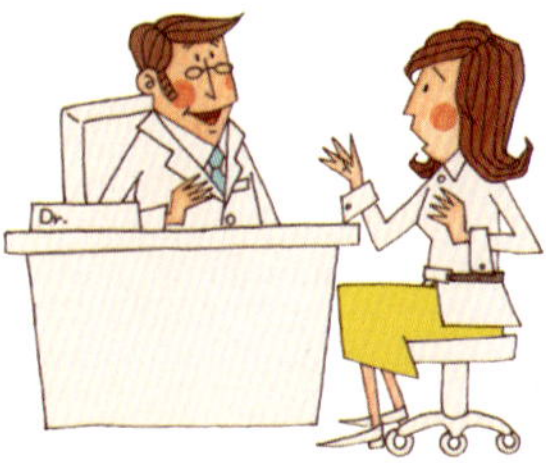

Hospital Memo

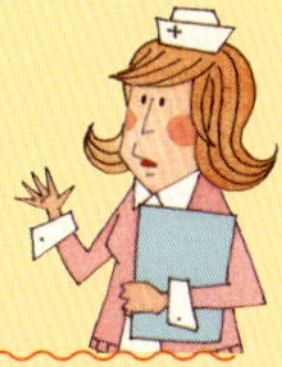

우리나라 성인 행복지수, 얼마나 될까?

대한신경정신의학회에서는 2015년 3월 서울과 6대 광역시에서 만 20~59세 우리나라 성인 남녀 1,000명을 대상으로 '정신건강과 행복 조사'라는 설문조사를 진행하였다.

조사 결과 우리나라 성인 중 36%는 자신이 행복하지 않다고 응답하였고, 전체 대상자 중 1/3에 달하는 수가 우울 · 불안 · 분노와 같은 정서적 문제를 경험했다고 밝혔다. 우울증과 불안 장애가 의심되는 비율은 각각 28%, 21%였고, 분노조절 장애가 의심되어 전문가 상담이 필요한 대상자도 11%나 되었다. 일생 중 한 번 이상 정신건강의학과 의사에게 상담이나 치료받고 싶은 문제가 있었다는 비율은 42%에 달하였고, 상담받고 싶은 문제는 우울증이 44%로 가장 높았다. 한편, 실제 치료를 받은 대상자 중에서 70%가 증상 호전을 경험했다고 보고하였다.

출처 : http://news.chosun.com/site/data/html_dir/2015/04/06/2015040601831.html

03

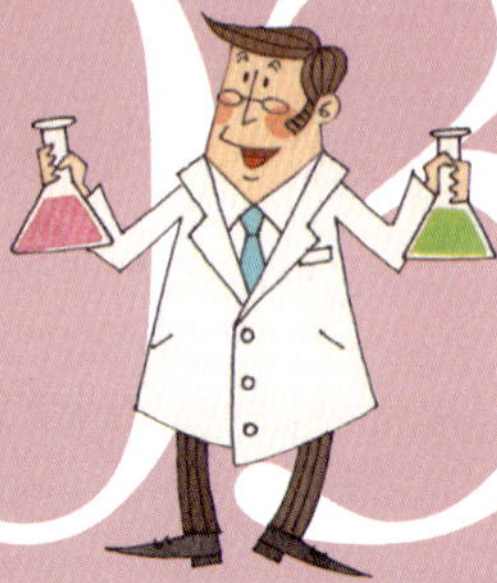

우울증의 원인은?

우울증에는 유전적 · 생물학적 · 심리사회적 요인이 복합적으로 영향을 미친다고 알려져 있다.

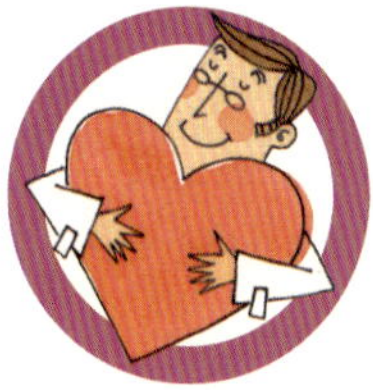

유전적 요인

우울증의 유전성은 30~70% 정도이며, 우울증 환자의 직계가족의 경우 특히 우울증이 일찍 발생하고, 계속 재발하는 우울증 환자가 있는 경우 우울증이 없는 사람의 직계가족보다 우울증 유병률이 2~3배 높다고 알려졌다.

그러나 우울증 위험 유전자는 아직 명확히 밝혀지지 않은 상태이다. 그 첫 번째 이유는 우울증을 일으키는 유전자가 하나 존재하는 것이 아니며, 우울증에 영향을 미치는 여러 종류의 유전자가 복잡하게 상호작용을 하면서 우울증 발생에 기여하기 때문이다. 또한 다양한 환경요인이 우울증에 취약한 여러 유전자들과 상호작용을 하면서 우울증 발생과 증상 양상 등에 영향을 미치기 때문이다.

현재까지의 연구 결과를 보면, 세로토닌 시스템의 세로토닌 운반체(SLC6A4)와 세로토닌 수용체 유전자(5-HTTLPR), 뇌유래 신경영양 인자(Brain-Derived Neurotrophic Factor, BDNF) 등이 우울증 후보 유전자로 제시된 바 있다.

생물학적 요인

신경생화학적 요인

우울증의 대표적인 생물학적 원인으로 단가아민 가설은, 대뇌의 중요 신경전달 물질로서 인간의 사고, 감정, 행동, 신체 기능을 조절하는 세로토닌, 노르에피네프린, 도파민 등 단가아민 결핍으로 우울증이 발생한다는 가설이다. 대부분의 항우울제는 이 가설에 근거하여 대뇌 단가아민 농도를 조절하는 역할을 함으로써 치료 효과를 갖게 된다.

최근에는 우울증의 신경가소성 이론이 제시되고 있다. 뇌신경세포들의 연결망이 환경과 상호작용을 하며 각종 변화를 일으키는 것을 신경가소성이라고 하는데, 이 시스템의 이상이 우울증의 발생과 연관된다는 가설이다. 신경가소성은 BDNF와 같은 신경세포의 성장인자에 의해 조절되는데, 스트레스를 받으면 BDNF에 의해 매개되는 신호활성이 감소되는 반면, 항우울제 치료에 의해 BDNF에 의해 매개되는 신호활성이 증가했다는 연구 결과들이 축적되고 있다.

신경해부학적 요인

우울증 환자는 다양한 인지기능 장애, 감정처리 장애를 보이는데, 이와 관련한 대뇌 부위, 즉 대뇌피질계, 변연계 등의 뇌 기능 이상이 신경영상학적 연구에 의해 보고되고 있다.

신경호르몬 요인

뇌는 스트레스에 반응하여 시상하부-뇌하수체-부신피질(HPA) 축의 활성화를 통해 글루코코르티코이드(glucocorticoid)라는 호르몬 분비를 촉진한다. 이러한 HPA 축의 비정상적이고 과도한 활성이 우울증 환자의 절반 이상에서 발견되며, 항우울제 치료로 정상화되는 것으로 알려져 있다.

이러한 스트레스 호르몬 축의 과도한 활성화가 우울증의 원인인지, 우울증 발생 과정에서 동반되어 나타나는 것인지 알려지지 않았지만, 우울증에서 발병률이 높다고 알려진 심혈관계 질환, 당뇨 등 대사성 질환과도 밀접한 관련성이 있다고 보인다. 이 외에도 갑상선호르몬, 성장호르몬, 유즙분비호르몬, 면역반응에 관여된 염증 인자들이 우울증과 연관이 있다고 밝혀져 있다.

생체주기 요인

생체 리듬의 장애와 우울증과의 관련성 역시 많이 밝혀져 있는데, 수면시간의 이동과 감소, 야간활동 증가 및 야간에 과도한 빛 노출 등이 생체주기에 교란을 가져오는 중요한 요인들이다. 정상적으로 신체는 24시간 생체주기에 맞게 수면-각성 주기, 신진대사 과정, 호르몬 방출 등 몸의 생리적인 현상을 시간 순서에 맞게 조절하는데, 생체주기의 교란은 우울증 등의 기분 장애, 수면 장애, 주의력 등 인지기능 저하 등을 유발하게 된다.

심리사회적 요인

여러 정신분석 이론에서는 우울증의 심리사회적 원인을 크게 두 가지로 구분하고 있는데, 대인관계에서 타인으로부터 관계욕구 충족을 실패하는 경우 우울증이 발생할 수 있고, 다른 한편으로는 자기의 능력과 가치에 대한 만족 실패에 의해서도 우울증이 발생한다고 본다.

인지 이론을 처음 제창한 아론 벡(Aaron T. Beck)은 우울증의 인지 모델에서 자신, 세상, 미래에 대한 부정적인 생각과 왜

곡된 사고방식이 우울증의 여러 증상을 유발하고 심화 또는 지속시킨다고 주장하였다.

어떤 사람들이 우울증에 잘 걸릴까? - 우울증 고위험군

우울증과 관련된 위험요인 중 가장 일관되게 보고되는 것은 여성, 낮은 경제적 생활수준, 주요 우울 장애의 과거력, 치매 등이다.

표 1과 같은 우울증 위험요인이 있을 경우 우울증 고위험군에 해당하며, 우울 증상이 있지 않은지 살펴봐야 한다.

표 1. 우울증 위험요인

- 성별 - 여자가 2배 많다
- 연령 - 20~40대
- 가족력 - 2~3배[1]
- 결혼 - 이혼이나 사별한 경우, 결혼하지 않는 남자, 결혼한 여자
- 출산 후
- 최근의 부정적인 스트레스 사건
- 초기 부모의 사망[2]
- 만성 통증
- 만성 질환 - 당뇨, 심질환
- 설명되지 않는 신체 증상

1) 부모의 우울증이 자녀의 우울증에 미치는 영향은 유전적 요인뿐만 아니라 부모의 우울증으로 인한 환경적 스트레스, 대인관계의 문제 등이 복합적으로 영향을 미친다.
2) 많은 연구에서 어린 시절 부모의 사망이 우울증과 관련 있다고 보고하였으나, 최근에는 부모의 사망 자체보다도 사망 이후의 경제적 어려움, 양육 환경의 질, 불안정한 가족요소 등이 더 큰 영향을 미친다는 보고가 있다.

04

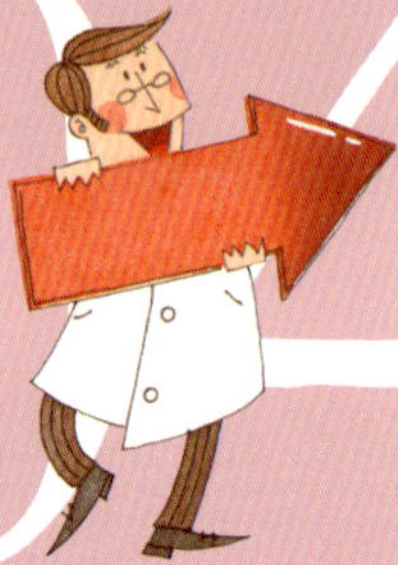

우울증의 여러 증상

우울증의 증상은 다양한 발현 양상을 보인다. 수면, 식욕, 성욕의 변화와 같은 신체적 측면으로 나타날 수 있고, 우울·불안과 같은 감정적인 측면으로, 또 죄책감, 비관, 자살 사고 등 인지적 측면으로 나타날 수 있다.

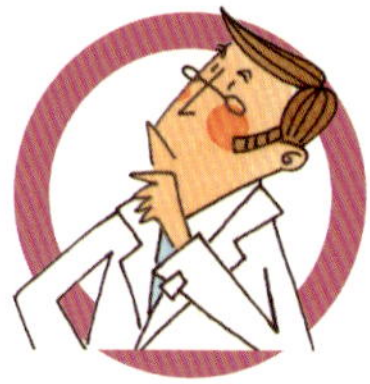

기분 증상

우울감과 같이 기분이 저하되는 증상은 평상시 슬픈 감정이나 가까운 사람의 사망에서 느끼는 감정과는 구별되는 감정이다. 이유 없이 눈물이 나거나 쉽게 울 수도 있다. 이러한 기분 저하는 다른 일로 영향을 받거나 좋아지지 않을 수 있다.

예전에는 재미있고 흥미 있었던 활동이나 대인관계가 재미가 없고 흥미가 없어지는 것이 우울증의 주요 증상 중 하나이다. 이러한 쾌락불감증(anhedonia)은 무관심이나 지루함과는 다른 것으로, 쾌락불감증인 경우 기분이 저하되었다고 표현하지 않을 수 있다. 성욕이 없거나 의욕이 없는 것도 흔한 증상이며, 이러한 증상으로 인하여 친밀한 관계나 결혼생활에 어려움이 생길 수 있다.

신체 증상

대부분의 우울한 환자는 잠들기를 어려워한다. 전형적인 양상은 아침 일찍 깨서 다시 잠들기가 어려운 것이고, 잠을 못 자거나 중간에 자주 깨는 증상도 우울증에 동반되는 흔한 불면 증상이다. 흔히 불안이 동반되는 경우 잠드는 것에 어려움이 있는 경우가 많다. 반대로 과수면도 우울 증상으로 동반될 수 있다.

또한 식욕이 저하되고 먹는 것을 즐기지 못하면서 체중이 감소할 수 있으며, 누군가 억지로 먹으라고 하지 않으면 먹지 않기도 한다. 그러나 탄수화물이나 단 음식을 찾게 되는 환자도 있다. 과식과 함께 활동 및 운동량이 줄어드는 경우 체중이 증가하고 대사증후군이 생길 수 있다. 체중의 변화는 자신에 대한 이미지나 자존감에 영향을 준다.

기운이 없거나 피로감도 흔히 호소하는 우울 증상 중 하나이다. 어떤 일을 시작하기가 어려울 수 있으며, 신체적 혹은 정신적으로 피로감을 느낄 수 있다. 이는 잠을 잘 못 자거나 식욕부진으로 식사를 잘 못해서 생기는 증상일 수도 있다. 피로감이 심한 경우 자신의 위생을 챙기거나 식사를 하는 등의 일상 활동에 지장이 있을 수 있다. 피로가 극심한 경우 팔다리가 천근만근 납처럼 무겁거나 물에서 걷는 것처럼 느낄 수 있다.

통증 또한 우울증에 흔히 동반되는 증상이다. 우울감은 두통, 근육통, 허리 통증과 같은 통증 증상들을 심화시킨다. 만성 통증의 컨디션은 우울증 유발 요인일 수도 있고, 악화 인자일 수도 있다. 섬유근육통과 같은 일부 통증 컨디션은 우울 장애와 연관이 있다. 특정 두뇌 부위가 우울증과 통증 모두의 인지적 조절에 관여한다는 연구 결과가 있으며, 세로토닌과 노르에피네프린과 같은 신경전달 물질의 불균형이 공통 기전으로 손꼽히고 있다.

만성 통증이 동반된 환자에서 우울증이 있는지 알아보고, 기타 신체 증상이 동반된 경우라 하더라도 진단 과정에서는 비신체적 증상인 우울 증상에 초점을 맞추어야 한다. 우울감과 관련된 통증과 우울증과 공존하는 통증의 경우, 심리적인 치료와 약물 치료가 도움이 된다. 일부 항우울제(아미트립틸린과 같은 삼환계 항우울제, 듀록세틴과 같은 세로토닌 노르아드레날린 재흡수 억제제[SNRI])는 통증에 효과가 있으며, 섬유근육통과 통증이 있는 당뇨병성 신경병증에도 효과가 있다.

인지 증상

무가치감, 죄책감과 같은 느낌이 우울한 기간 동안 머릿속을 꽉 채울 수 있다. 우울한 환자는 일상에서의 사소한 일들을 잘못 해석하고, 자신의 책임이 아닌 일에도 책임감을 느낀다. 이는 때때로 망상적인 수준까지 발전하기도 하는데, 과도한 걱정이나 불안이 동반되고 죄책감을 악화시킬 수 있다.

우울한 경우 기억력, 집중력, 주의력 등의 인지기능이 저하될 수 있다. 집중력과 기억력 저하는 우울증에서 흔히 동반되는 증상으로, 주요 우울 장애의 진단 기준에도 포함된다. 주의력 저하는 '집중하기 어렵다', '혼란스럽다', '머리에 구름이 낀 것 같다', '산만하다' 등 다양하게 표현될 수 있다. 기억력 저하는 '까먹는다', '건망증이 심해졌다', '기억할 수가 없다', '자꾸 실수한다' 등의 표현이 있을 수 있고, 집행기능의 저하는 '우유부단해졌다', '여러 일을 동시에 할 수가 없다', '일에 압도된다', '쉽게 혼란스러워진다' 등으로 표현된다.

그러나 주관적인 인지기능 저하가 객관적인 평가와 항상 일치하는 것은 아니다. 우울증에서는 실제보다 더 부정적으로 인지하기 때문이다. 실제로 우울증에서의 인지기능 저하는 급성기이건 관해기이건 상관없이 조현병이나 양극성 장애 환자에서의 인지기능 저하보다 심하지 않다. 치매인지 걱정이 되어 검사를 원하는 경우라 하더라도, 우울증이 동반된 경우 우울증 치료를 우선적으로 하게 되며, 우울증 치료를 받아 기분이 좋아지게 되면 인지기능은 보통 호전된다.

자살 사고는 막연하게 '모든 것이 끝나면 좋겠다'라는 생각에서부터 구체적으로 자살 계획을 세우는 생각까지 있을 수 있다. 이러한 자살 사고는 우울한 사람들의 약 3분의 2에서 동반된다. 자살 사고가 심각한 경우라도 우울한 환자는 자살을 시도할 에너지나 의욕이 부족한 경우가 있다. 하지만 우울하여 입원 치료를 받는 환자의 10~15%가 자살로 사망하므로 자살은 중요한 이슈이다.

우울증 치료 초기 절망감 등의 인지적 증상이 호전되기 전에 에너지나 의욕이 호전되는 경우 오히려 자살 사고와 계획을 실행에 옮길 수 있어 위험하므로 주의가 필요하다.

정신운동 증상

정신운동의 변화는 객관적인 검사에서는 이상이 없으나, 본인이 주관적으로 느끼는 운동기능이 변화한 경우이다. 정신운동의 지연은 몸의 움직임이 느려지고, 얼굴 표정의 변화가 부족하며, 대답하는 데 시간이 오래 걸리는 등의 양상으로 나타난다. 이러한 증상이 심할 경우 무언증이나 마비(혼미) 양상으로 발현될 수도 있다.

정신운동의 초조 증상이 불안으로 나타날 수 있는데, 말을 빠르게 한다거나 가만히 앉아 있지 못하고 침착하지 못한 모습으로 보일 수 있다.

그 외 증상

우울 증상과 연관된 다른 임상 양상으로는 불안, 자극과민성, 분노 등이 있다. 이러한 증상은 진단 기준에는 포함되어 있지 않지만, 우울증 환자에서 흔히 동반되는 증상들이다.

불안

불안은 흔히 여러 정신과 질환에 동반되는 증상이며, 우울과도 밀접한 연관성을 보인다. 실제로 '불안 우울증'과 같은 아형의 우울증이 우울증 환자의 60~90%를 차지할 정도이다.

불안 증상은 과도한 걱정이나 긴장, 신체 증상 등으로 나타난다. 많은 연구들에서 불안 증상은 우울 증상이 심해지는 것과 관련 있으며, 기능의 저하나 정신·사회적 지장을 초래하고, 자살의 위험도를 높이며, 치료 반응의 부족과 연관이 있다고 알려져 있다.

불안은 감정적인 측면과 신체적 측면의 양면을 갖고 있다. 감정적인 측면의 경우 '신경질적인', '스트레스 받는', '걱정이 많은', '긴장된', '초조한', '신경과민의', '예민한', '불편한', '공포스러운', '공황상태'와 같이 불안에 대한 기술은 다양하다. 신체적 측면에서는 심혈관계 증상(가슴 통증, 빠른 심박수, 가슴 두근거림, 가슴이 방망이질 침), 호흡기계 증상(짧은 호흡, 숨이 참, 과호흡), 소화기계 증상(입마름, 가슴 쓰림, 방귀, 설사, 변비), 근골격계 증상(뻣뻣함, 쥐가 남, 움찔거림) 등 여러 기관의 증상으로 나타날 수 있다.

자극과민성과 분노

자극과민성과 분노는 우울한 사람들이 흔히 경험하는 증상이지만, 다른 우울 관련 증상보다 연구된 바가 적다.

자극과민성과 분노는 불안, 초조가 동반된 경우 발생할 수 있다. 자극과민성은 집이나 직장에서 대인관계에 영향을 미치고 갈등을 야기하여 위축될 수 있다. 또한 좌절에 견디는 능력을 약화시키고, 분노나 폭력성 등으로 나타날 수도 있다. 우울한 환자의 50%에서 분노 발작을 경험한 적이 있는 것으로 알려져 있다.

자극과민성은 특히 아동과 청소년에서 흔하게 보이는 증상이다. 주요 우울 장애의 DSM-5 진단 기준에서는 아동과 청소년의 경우 주요 증상 범주에 자극과민성을 포함한다. 한 연구에서 아동기에 자극과민성을 보인 경우, 20년 추적 관찰에서 우울증, 기분부전 장애, 범불안 장애 등으로 발전하는 데 주요 예측 인자였음을 보고한 바 있다.

자극과민성과 분노 증상을 보일 때 주요 감별진단으로는 양극성 장애(특히 II형 양극성 장애와 혼재성 삽화)와 인격 장애(특히 경계선 인격 장애)가 있다. 양극성 장애에서의 자극과민성은 과다활동, 충동성, 사고와 발화의 증가와 같은 다른 조증/경조증 증상들을 동반한다. 경계선 인격 장애의 경우 분노 증상은 만성적으로 생애 전반에 걸친 증상으로, 삽화와 뚜렷하게 관련이 있지는 않다.

Hospital Memo

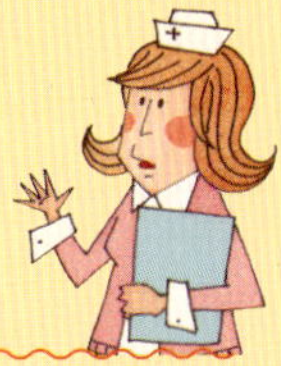

불면·불안 때문에 힘든 것뿐인데, 우울증일 수 있나요?

사람에 따라서는 우울한 기분이나 그 밖에 우울증에 해당되는 증상들에 대해 자각하지 못하고 있거나, '가면성 우울'처럼 겉으로 드러나지 않는 경우도 있다. 또한 우울증 진단에 있어 '우울한 기분'이 반드시 있어야 하는 것은 아니며, 진단 기준에 필수적인 내용은 '우울한 기분' 혹은 '일상 전반에 있어 모든 흥미를 잃은 상태' 중 한 가지를 만족하는 경우이다.

혹시 내가 불안이나 불면에 몰두해 있느라 우울한 기분을 간과하고 있는 것은 아닌지, 혹은 우울한 기분은 없다고 하더라도 어떠한 일에도 흥미가 없어 아무것도 하기 싫고 재미가 없는 것은 아닌지, 만일 그렇다면 우울증의 가능성이 매우 높아진다.

05

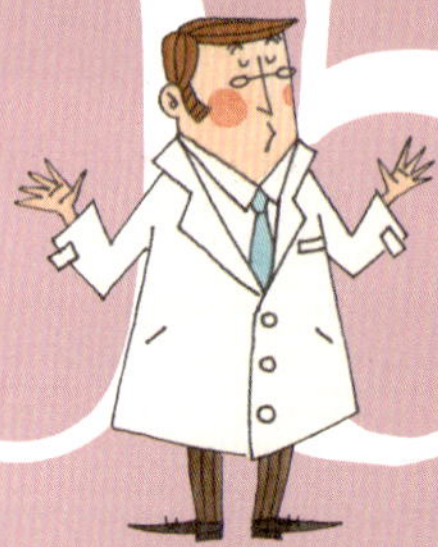

우울증의 아형 및 종류

우울 증상과 연관된 진단으로는 주요 우울 장애와 기분저하증, 달리 분류되지 않는 우울증 등이 있다.

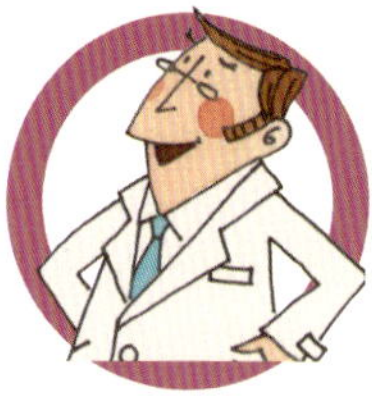

우울 증상과 연관된 진단으로 주요 우울 장애와 기분저하증, 달리 분류되지 않는 우울증에 대해 알아보자.

주요 우울 장애

미국정신의학회(American Psychiatric Association, APA)의 정신 장애 진단 및 통계 편람(DSM-5)에 따르면, 주요 우울 장애는 표 2에서 보여주는 9개의 우울 증상 중 동시에 5개 이상(핵심 증상인 ①, ② 중 반드시 한 개 이상 포함)이 2주 이상 존재하고, 증상으로 인해 개인의 일상생활이나 직장활동에 영향이 있을 경우 진단한다.

표 2. 주요 우울 증상 진단 기준

① 거의 하루 종일 지속되는 우울한 기분
② 흥미나 즐거움의 상실
③ 뚜렷한 식욕 감소 혹은 증가
④ 불면이나 과다수면
⑤ 정신운동성 초조나 지체
⑥ 피로나 에너지 상실
⑦ 무가치감 또는 과도하거나 부적절한 죄책감
⑧ 집중력 및 판단력 저하
⑨ 반복되는 죽음에 대한 생각, 자살 사고 또는 시도

기분저하증

기분저하증은 우울한 기분이 2년(소아·청소년의 경우는 1년) 이상 지속되면서 식욕변화, 수면장애, 기력의 저하 또는 피로감, 자존감 저하, 집중력 저하, 의사결정의 어려움, 무망감 등의 증상 중 두 가지 이상이 있어야 진단할 수 있다.

달리 분류되지 않는 우울증

주요 우울 장애의 진단 기준에는 해당되지 않지만, 경한 우울삽화가 있거나 반복되는 짧은 우울감이 있을 때 생각할 수 있다.

주요 우울 장애의 아형에는 멜랑콜릭형(melancholic) 우울증, 비정형 우울증, 정신병적 우울증, 긴장성 우울증, 만성 우울증, 계절성 정동장애, 산후우울증이 있다.

Hospital Memo

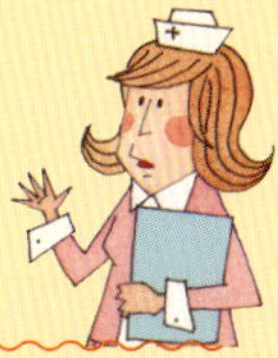

우울증이 의심되면 다음 확인을 위한 단계는?

우울증이 의심된다면 예시된 우울증의 증상 및 징후들을 만족하는지, 매일 2주 이상 지속되는지를 확인한다. 2주 이상 지속되는 우울삽화는 저절로 좋아지기 쉽지 않다. 임상 연구에 따르면, 3개월 이상 지속된 우울삽화는 저절로 호전되거나 위약에 반응하기 어렵다고 한다.

우울 증상을 호소하는 환자의 경우, 먼저 그 증상의 병력을 청취하고 과거 내·외과적, 정신과적 병력과 사회력·가족력 등을 파악한다. 그리고 다른 증상들에 대해서도 평가를 한 후, 정신상태 검사를 포함한 신체검진을 한다. 필요한 경우 혈액 검사와 영상의학적 검사를 시행하여 여러 병력과 검진 및 검사 결과를 종합한 후 진단을 내리게 된다.

06

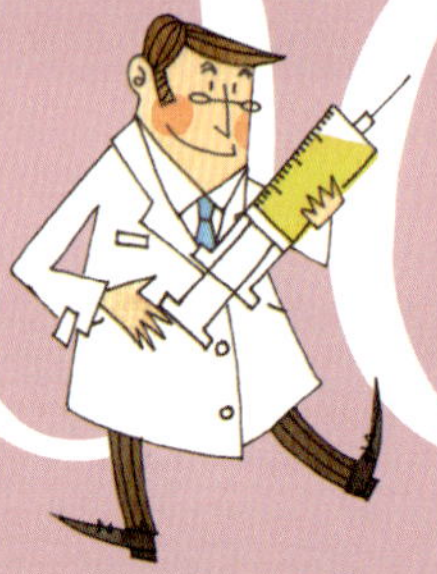

우울증을 자가 진단하는 방법

우울증에 해당하는 여러 증상들에 대해 객관적인 척도를 정해 놓고 환자 스스로 읽고 해당 문항에 체크하는 자가보고식 검사에 대해 알아본다.

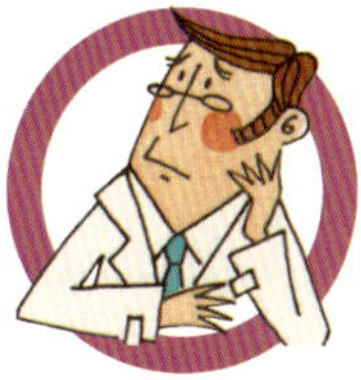

우울증 진단 방법

우울증 진단은 환자가 주관적으로 호소하는 증상과 면담 시 의사가 판단하는 임상 양상을 토대로 이루어진다. 피 검사나 뇌영상 검사 등은 우울증과 연관되어 일부 경향성을 보이거나 배제 진단을 위한 결과 해석에 이용된다.

따라서 우울증 진단에서는 주관적인 증상의 보고가 큰 축을 담당한다. 하지만 주관적으로 호소하는 증상들에는 개인적인 차이를 보일 수 있다. 따라서 우울증에 해당하는 여러 증상들을 객관적인 척도로 정해 놓은 검사들이 있다. 즉 환자와 면담할 때 의사가 그 내용을 객관적으로 수치화하여 결과를 도출하는 인터뷰 검사와, 환자가 스스로 읽고 해당하는 문항에 체크하는 자가보고식 검사가 있다.

IDS-SR 검사

표 3은 IDS-SR이라고 불리는 검사로, 스스로 자신의 기분, 식욕, 수면, 인지상태 등을 정량화하여 해당 내용에 체크할 수 있도록 되어 있으며, 검사 결과 총점이 기준 수치를 넘으면 우울증을 의심할 수 있다. 기준점은 남녀나 인종 간 차이를 보일 수 있고, 자가보고식 검사가 자신의 상태를 완벽하게 반영하는 것은 아니기 때문에, 기준점 이상의 점수를 받은 경우에는 전문가에게 상담을 받을 필요가 있다.

표 3. 우울증에 대한 조사(IDS-SR)

우울 증상에 대한 조사 – 자가보고(IDS-SR) · 지난 일주일 상태를 토대로 응답		
기준	**점수**	**증상**
1. 잠들기	0	잠드는 데 절대 30분 이상 걸리지 않았다.
	1	절반 이하(지난 7일 중 3일 이하)는 잠드는 데 적어도 30분은 걸렸다.
	2	절반 이상(지난 7일 중 4일 이상)은 잠드는 데 적어도 30분은 걸렸다.
	3	절반 이상(지난 7일 중 4일 이상)은 잠드는 데 60분보다 많이 걸렸다.
2. 밤 동안의 수면	0	밤에 깨지 않았다.
	1	매일 밤 잠깐씩 여러 번 깨어 뒤척이면서 얕은 잠을 잤다.
	2	밤마다 적어도 한 번 이상 깨지만 다시 쉽게 잠이 들었다.
	3	절반 이상(지난 7일 중 4일 이상)은 밤마다 한 번 넘게 깨어 20분이나 혹은 그보다 더 오래 있었다.
3. 너무 일찍 깨어남	0	거의 언제나 일어나야 하는 시간보다 30분 이상 더 일찍은 깨지 않았다.
	1	절반 이상(지난 7일 중 4일 이상)은 일어나야 하는 시간보다 30분 이상 더 일찍 깼다.

우울 증상에 대한 조사 – 자가보고(IDS-SR) · 지난 일주일 상태를 토대로 응답		
기준	점수	증상
3. 너무 일찍 깨어남	2	거의 항상 일어나야 하는 시간보다 적어도 1시간 정도 일찍 깨지만 결국 다시 잠이 들었다.
	3	일어나야 하는 시간보다 적어도 1시간 일찍 잠이 깨어 다시 잠들지 못했다.
4. 잠을 너무 많이 잠	0	낮잠 없이 밤에 7~8시간 이상 자지 않았다.
	1	24시간 동안에 낮잠을 포함해서 10시간 이상 자지 않았다.
	2	24시간 동안에 낮잠을 포함해서 12시간 이상 자지 않았다.
	3	24시간 동안에 낮잠을 포함해서 12시간 이상 잤다.
5. 슬프다고 느낌	0	슬픔을 느끼지 않았다.
	1	절반 이하(지난 7일 중 3일 이하)는 슬프다고 느꼈다.
	2	절반 이상(지난 7일 중 4일 이상)은 슬프다고 느꼈다.
	3	거의 언제나 슬프다고 느꼈다.
6. 짜증스럽게 느껴짐	0	짜증스럽게 느껴지지 않았다.
	1	절반 이하(지난 7일 중 3일 이하)는 짜증스럽게 느꼈다.
	2	절반 이상(지난 7일 중 4일 이상)은 짜증스럽게 느꼈다.
	3	거의 언제나 극도로 짜증스럽게 느꼈다.
7. 불안이나 긴장을 느낌	0	불안이나 긴장을 느끼지 않았다.
	1	절반 이하(지난 7일 중 3일 이하)는 불안(긴장)을 느꼈다.
	2	절반 이상(지난 7일 중 4일 이상)은 불안(긴장)을 느꼈다.
	3	거의 언제나 극도로 불안(긴장)을 느꼈다.
8. 좋은 일이나 바라던 일에 대한 기분의 반응	0	좋은 일이 생기면 기분이 평소만큼 여러 시간 동안 밝아졌다.
	1	좋은 일이 생기면 기분이 밝아지지만 평상시 내 자신이 아닌 것처럼 느껴졌다.
	2	바라던 일이 생기면 그중 몇 개에 대해서만 기분이 약간만 밝아질 뿐이었다.
	3	내 인생에서 아주 좋은 일이나 바라던 일이 생길 때에도 기분이 전혀 밝아지지 않았다.

우울 증상에 대한 조사 – 자가보고(IDS-SR)		
· 지난 일주일 상태를 토대로 응답		
기준	**점수**	**증상**
9. 하루 시간대에 따른 기분	0	내 기분과 하루 시간대 사이에는 규칙적인 관련이 없었다.
	1	내 기분은 주위 상황(예를 들어, 혼자 있거나 일을 하는 것) 때문에 하루 시간대와 종종 연관이 있었다.
	2	일반적으로 내 기분은 주위 상황보다 하루 시간대와 더 연관이 있었다.
	3	내 기분은 매일 명확하고 예측 가능할 정도로 특정 시간대에 더 좋아지거나 나빠졌다.
		9A. 귀하의 기분은 대체로 언제 나빴습니까? 오전, 오후, 저녁(해당하는 것이 있다면 하나에 동그라미 하세요.)
		9B. 귀하의 기분 변화는 주위 상황 때문이었습니까? 예, 아니요(하나에 동그라미 하세요.)
10. 귀하의 심리 상태	0	내가 겪은 기분(내적 느낌)은 매우 정상적인 것이었다.
	1	기분이 슬프긴 한데, 이 슬픔은 나와 가까운 누군가가 죽거나 떠난다면 느낄 것 같은 슬픈 기분과 매우 비슷했다.
	2	기분이 슬프긴 한데, 이 슬픔은 나와 가까운 누군가가 죽거나 떠난다면 느낄 것 같은 슬픈 기분과는 조금 달랐다.
	3	기분이 슬프긴 한데, 이 슬픔은 나와 가까운 누군가가 죽거나 떠난다면 느낄 것 같은 슬픔의 유형하고는 매우 달랐다.
11번이나 12번 중 하나에만 답해 주십시오(둘 다는 아님).		
11. 식욕 감소	0	평소 식욕에 변화가 없었다.
	1	평소보다 먹는 횟수나 양이 다소 줄었다.
	2	평소보다 훨씬 적게 먹고 그것도 억지로 먹었다.
	3	24시간 동안 거의 먹지 않고, 개인적으로 극도의 노력을 할 때나 다른 사람이 내게 먹도록 설득할 때에만 먹었다.
12. 식욕 증가	0	평소 식욕에 변화가 없었다.
	1	평소보다 더 자주 먹고 싶다고 느꼈다.
	2	종종 음식을 평소보다 더 자주 그리고/혹은 더 많은 양을 먹었다.
	3	식사와 간식 때 모두 과식하고 싶었다.

<table>
<tr><th colspan="3">우울 증상에 대한 조사 – 자가보고(IDS-SR)
· 지난 일주일 상태를 토대로 응답</th></tr>
<tr><th>기준</th><th>점수</th><th>증상</th></tr>
<tr><td colspan="3">13번이나 14번 중 하나에만 답해 주십시오(둘 다는 아님).</td></tr>
<tr><td rowspan="4">13. 체중 감소
(지난 14일 동안)</td><td>0</td><td>체중에 변화가 없었다.</td></tr>
<tr><td>1</td><td>체중이 약간 빠진 것처럼 느꼈다.</td></tr>
<tr><td>2</td><td>1kg 이상 빠졌다.</td></tr>
<tr><td>3</td><td>2kg 이상 빠졌다.</td></tr>
<tr><td rowspan="4">14. 체중 증가
(지난 14일 동안)</td><td>0</td><td>체중에 변화가 없었다.</td></tr>
<tr><td>1</td><td>체중이 약간 늘어난 것처럼 느꼈다.</td></tr>
<tr><td>2</td><td>1kg 이상 늘었다.</td></tr>
<tr><td>3</td><td>2kg 이상 늘었다.</td></tr>
<tr><td rowspan="4">15. 집중/의사 결정</td><td>0</td><td>집중을 한다거나 결정을 내리는 평소 능력에 변화가 없었다.</td></tr>
<tr><td>1</td><td>때때로 우유부단하다고 느끼거나 주의가 산만하다고 생각했다.</td></tr>
<tr><td>2</td><td>거의 언제나 주의를 집중하거나 결정을 내리는 데 애를 썼다.</td></tr>
<tr><td>3</td><td>독서할 정도의 집중도 잘 못하거나 심지어 사소한 결정조차 내리지 못했다.</td></tr>
<tr><td rowspan="4">16. 자신에 대한 견해</td><td>0</td><td>내 자신이 다른 사람과 똑같이 가치가 있고 존중받아야 한다고 생각했다.</td></tr>
<tr><td>1</td><td>평소보다 더 자기비난적이었다.</td></tr>
<tr><td>2</td><td>내가 다른 사람들에게 문제를 일으킨다고 크게 믿었다.</td></tr>
<tr><td>3</td><td>내 자신의 중요하고 사소한 결점에 대해 거의 끊임없이 생각했다.</td></tr>
<tr><td rowspan="4">17. 나의 미래에 대한 견해</td><td>0</td><td>내 미래에 대해 낙관적인 생각을 갖고 있었다.</td></tr>
<tr><td>1</td><td>내 미래에 대해 때때로 비관적이지만 대체로 더 나아질 거라 믿었다.</td></tr>
<tr><td>2</td><td>가까운 미래(1~2개월)에는 나에게 좋은 일이 생길 가망이 그다지 많지 않다고 거의 확신했다.</td></tr>
<tr><td>3</td><td>미래의 어느 때라도 나에게 어떤 좋은 일이 생길 거라는 희망은 전혀 보이지 않았다.</td></tr>
</table>

우울 증상에 대한 조사 – 자가보고(IDS-SR)

· 지난 일주일 상태를 토대로 응답

기준	점수	증상
18. 죽음이나 자살에 대한 생각	0	자살이나 죽음에 대해 생각하지 않았다.
	1	인생이 공허하다고 느끼거나 혹은 살 만한 가치가 있을지 의심스러웠다.
	2	일주일에 여러 번, 몇 분 동안씩 자살이나 죽음에 대해 생각했다.
	3	하루에도 여러 번 자살이나 죽음에 대해 구체적으로 생각했거나, 자살하려는 특정한 계획을 세웠거나, 혹은 실제로 자살을 시도한 적이 있었다.
19. 일반적 관심사	0	다른 사람들이나 활동에 대해 내가 얼마나 관심을 가지는지는 평소와 변화가 없었다.
	1	다른 사람들이나 활동에 대해 내가 관심을 덜 가진다는 것을 알게 되었다.
	2	이전에 했던 활동 중 한두 개에만 관심을 보였다.
	3	이전에 했던 활동에 대해 사실상 관심이 전혀 없었다.
20. 활력 수준	0	나의 평소 활력 수준에는 변화가 없었다.
	1	평소보다 더 쉽게 피곤해졌다.
	2	평소 일상적 활동(예를 들어, 쇼핑, 숙제, 요리 혹은 일하러 가는 것)을 시작하거나 끝내기 위해서는 많은 노력을 기울여야 했다.
	3	확실히 활력이 없어서 평소 일상적 활동의 대부분을 정말 할 수가 없었다.
21. 기쁨이나 즐거움에 대한 능력 (섹스 제외)	0	유쾌한 활동을 평소와 마찬가지로 즐겼다.
	1	유쾌한 활동을 통해 평소만큼 즐거움을 느끼지 못했다.
	2	어떤 활동에서도 기쁨을 드물게 얻었다.
	3	어떤 것으로부터도 기쁨이나 즐거움을 얻을 수 없었다.
22. 섹스에 대한 관심(활동이 아니라 관심을 평가)	0	평소와 마찬가지로 섹스에 관심이 있었다.
	1	섹스에 대한 관심이 평소보다 다소 덜하거나, 혹은 섹스를 통해 예전과 같은 기쁨을 얻지 못했다.
	2	섹스에 대한 관심 정도가 낮거나 섹스를 통해 기쁨을 거의 얻지 못했다.
	3	섹스에 대한 관심이라고는 전혀 없고 섹스를 통해 전혀 기쁨을 얻지 못했다.

우울 증상에 대한 조사 – 자가보고(IDS-SR) · 지난 일주일 상태를 토대로 응답		
기준	점수	증상
23. 느려지는 느낌	0	평소 속도로 생각하고 말하고 움직였다.
	1	생각하는 것이 느려지거나, 혹은 내 말소리가 단조롭거나 따분하게 느껴졌다.
	2	대부분의 질문에 답하는 데 몇 초가 걸리고 생각하는 것이 느려졌다고 확신했다.
	3	극도의 노력 없이는 종종 질문에 답을 할 수 없었다.
24. 안절부절 못하는 느낌	0	안절부절못하지 않았다.
	1	종종 안절부절못하고 손을 만지작거리거나 혹은 앉은 자세를 바꾸어야 했다.
	2	움직이고 싶은 충동을 느끼고 매우 안절부절못했다.
	3	때때로 가만히 앉아 있지 못하고 이리저리 왔다 갔다 했다.
25. 통증과 아픔	0	팔다리에 묵직한 느낌이 없고 어떤 통증이나 아픔도 없었다.
	1	가끔 두통이 있거나 배, 등 혹은 관절에 통증이 있지만, 이런 통증은 가끔씩만 생기고 내가 해야 할 일을 못하게 할 정도는 아니었다.
	2	거의 언제나 이런 종류의 통증이 있었다.
	3	이런 통증이 너무 심해서 하고 있는 일을 멈추어야 했다.
26. 다른 신체적 증상	0	나에게는 다음과 같은 증상 어느 것도 없었다: 심장이 빠르게 두근거림, 시야가 흐림, 땀이 남, 화끈거리고 오한이 남, 가슴 통증, 심장이 불규칙하게 고동을 침, 귀가 울림, 떨림
	1	이 증상들 중 몇 개 증상이 있지만, 증상이 약하고 가끔씩만 나타났다.
	2	이 증상들 중 여러 증상이 있고, 이 때문에 상당히 괴로웠다.
	3	이 증상들 중 여러 증상이 있고, 증상이 나타나면 무엇을 하든지 간에 하던 것을 멈추어야 했다.
27. 공황/ 공포 증상	0	공황 발작이나 특정 공포감(공포증, 예를 들어 동물 공포증이나 고소 공포증)이 없었다.
	1	가벼운 공황 발작이나 공포감은 있는데, 대체로 내 행동에 변화를 준다거나 내가 기능을 수행하는 것을 못하게 하지는 않았다.

우울 증상에 대한 조사 – 자가보고(IDS-SR) · 지난 일주일 상태를 토대로 응답		
기준	점수	증상
27. 공황/ 공포 증상	2	상당한 공황 발작이나 공포감을 가지고 있는데, 이 때문에 내 행동에 변화는 있지만 내가 기능을 수행하는 것을 못하지는 않았다.
	3	심각한 공포감이나 최소 일주일에 한 번 이상의 공황 발작이 있고, 이 때문에 일상활동을 하지 못했다.
28. 변비/설사	0	변비나 설사 때문에 고생하지 않았다.
	1	변비가 가끔씩 있거나 심하지 않은 설사가 있었다.
	2	거의 언제나 설사나 변비가 있지만, 이것이 일상생활에 지장을 주지는 않았다.
	3	변비나 설사가 있어 약을 복용하거나 일상생활에 지장을 주었다.
29. 대인관계에 대한 민감성	0	다른 사람들로부터 거부당하거나 무시당하거나 비판받거나 혹은 상처받는다는 느낌을 쉽게 받지 않았다.
	1	다른 사람들로부터 거부당하거나 무시당하거나 비판받거나 혹은 상처받는다는 느낌을 가끔 받았다.
	2	다른 사람들로부터 거부당하거나 무시당하거나 비판받거나 혹은 상처받는다는 느낌을 자주 받았지만, 이런 느낌이 대인관계나 일에 미치는 영향은 매우 적었다.
	3	다른 사람들로부터 거부당하거나 무시당하거나 비판받거나 혹은 상처받는다는 느낌을 자주 받았고, 이런 느낌이 대인관계와 일에 손상을 주었다.
30. 신체적 무력감/활력	0	몸을 내리누르는 듯한 느낌과 활력이 없다는 것을 경험한 적이 없었다.
	1	때때로 몸을 내리누르는 듯하고 활력이 없다는 느낌을 겪은 적은 있지만, 그것이 일이나 학교 혹은 활동 수준에 부정적인 영향을 주지는 않았다.
	2	절반 이상(지난 7일 중 4일 이상)은 몸을 내리누르는 듯한 (활력 없는) 느낌이 들었다.
	3	거의 언제나, 즉 일주일에 며칠간, 하루에 몇 시간씩은 몸을 내리누르는 듯한 (활력 없는) 느낌이 들었다.

IDS-SR 검사 계산 결과 총점이 14점 이상이면 경도 우울증, 26점 이상이면 중등도 이상의 우울증을 의심해 볼 수 있으므로 전문가와의 상담이 필요하다.

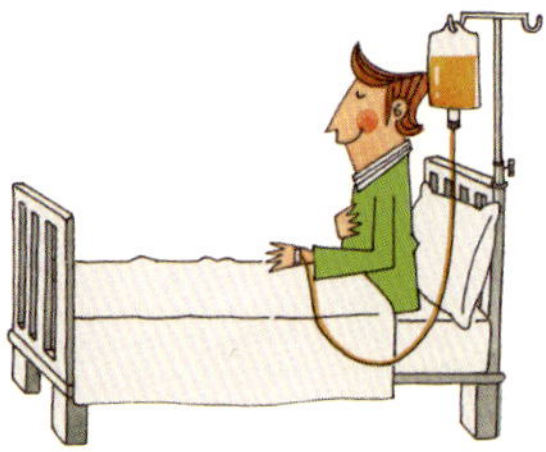

07

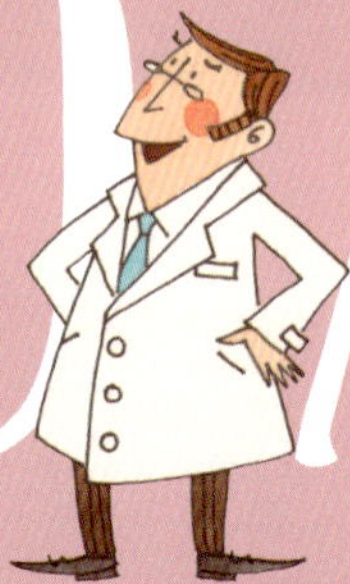

우울증과 감별 진단해야 할 것들

우울증에는 우울한 기분만이 아니라 이에 수반되는 다양한 증상이 있다. 따라서 진단 기준에서 필수 항목에 해당하는 것이 어떠한지에 따라 서로 다른 진단을 내릴 수 있다.

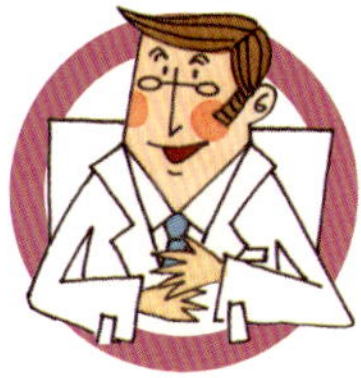

우울증 진단

앞서 살펴보았듯이, 우울증이라는 진단에는 단순히 우울한 기분뿐 아니라 이에 수반되는 다양한 임상 증상이 있다. 그림 3을 살펴보면, 진단 기준의 필수 항목에 해당하는 우울감 혹은 흥미 감소가 있을 때 이것이 현재에 해당하는 것인지, 그 기간이 어떠한지, 과거에 기분상태는 어떠했는지에 따라 서로 다른 진단을 내릴 수 있다.

또한 비슷하게 우울한 기분을 호소한다고 하더라도 그에 수반되는 정동, 에너지, 활동성, 수면, 식욕이 어떠한 양상으로 나타나는지에 따라 전형적 혹은 비전형적 우울증으로 나눌 수 있다. 일반적으로 인식하는 우울증에 비해 비전형적 우울증을 보이는 경우 예후가 전혀 다르게 진행될 수 있고, 이에 따라 치

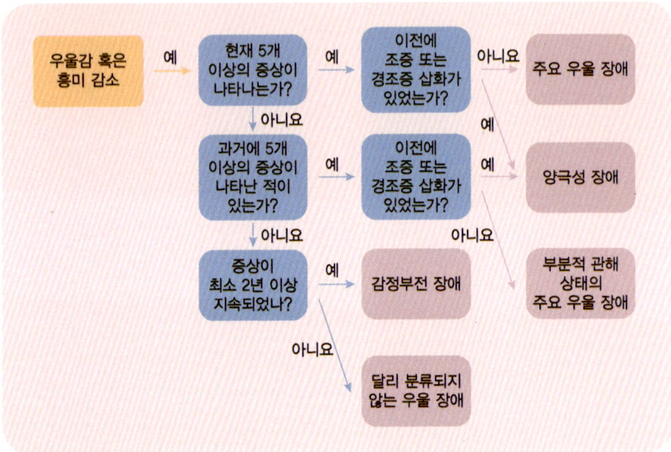

그림 3. 우울증 진단 방법

표 4. 정동삽화의 종류에 따른 증상과 징후의 차이점

증상/징후	전형적 우울증	비전형적 우울증	경조증
기분	우울	과민성	과민성
	불안	불안	들뜸
	과민성	우울	
정동	↓ 반응성	↑ 반응성	↑ 반응성
에너지(주관적)	↓	↓	↑
활동성(관찰 시)	↓	↑	↑
수면	↓	↑	↓
식욕	↓	↑	↓
성욕	↓	↓	↑
집중력	↓	↓	↓
흥미도	↓	↓	↑

료를 받는 과정에서도 약을 처방하고 경과를 지켜보는 주안점이 다를 수 있다. 따라서 단순한 우울증으로 결론을 내리기 전에 그 양상이 어떠한지 면밀히 살펴보아야 한다.

주요 우울 장애와 감별해야 할 중요한 질환 중 하나는 양극성 장애, 흔히 말하는 조울증이다. 양극성 장애의 경과에서도 조증이나 경조증 삽화보다는 우울삽화가 더 자주 그리고 흔하게 나타나고, 또 조증/경조증 삽화는 환자 스스로 이를 병이라고 인식하지 못해 자발적으로 보고하는 경우가 많지 않기 때문에 의사도 주의 깊게 물어보지 않으면 놓치기 쉽다.

실제로 많은 양극성 장애 환자들이 치료 초기에 정확한 진단을 받지 못하고 항우울제 위주의 치료를 받게 되는데, 일부 양극성 장애 환자들에서는 항우울제 사용 시 조증이나 경조증을 유발할 수 있고 기분을 오히려 불안정하게 할 수도 있다. 따라서 우울 증상을 보이는 환자가 내원했을 때, 주요 우울 장애(=단극성 우울증)뿐만 아니라 양극성 장애의 가능성을 항상 염두에 두어야 하며, 표 5와 같은 두 질환의 임상적 특징이 감별진단에 도움이 될 수 있다.

추가로 우울증과 감별해야 할 중요한 상태 중 하나로 애도반응이 있다. 배우자나 부모, 자녀의 사망 등으로 인해 사별한 후 겪는 애도반응은 우울증과 차이를 보이는 부분이 있다. 그

표 5. 우울증과 조울증 비교

우울증	조울증
늦은 발병 연령	이른 발병 연령
적은 삽화 수	많은 삽화 수
점진적인 발병	급격한 발병
남성보다 여성이 많음.	남성과 여성이 비슷한 빈도로 발생
정신운동성이 초조해지는 경우가 많음.	정신운동성이 느려지는 경우가 많음.
전형적 우울 증상	비전형적 우울 증상
불면	과다 수면
젊은 환자에서 정신병적 증상이 동반되는 경우가 적음.	젊은 환자에서 정신병적 증상이 동반될 가능성이 더 큼.
항우울제가 보다 효과적임.	항우울제에 덜 효과적임.
리튬에 덜 효과적임.	리튬이 보다 효과적임.
우울증의 가족력	조증과 우울증의 가족력

중에서 가장 큰 감별점은 기간이다. 사별 후 2개월 미만에서 보이는 우울한 증세는 정상적인 애도반응으로 판단하고 우울증 진단하에 치료하기보다는 적절한 슬픔을 느낄 수 있도록 돕는 것이 좋다.

이 밖에도 정상적인 애도반응에서는 심한 무가치감이나 자살 사고, 죄책 망상 등이 거의 나타나지 않으며, 이러한 것들이 뚜렷하게 나타날 경우에는 병적인 상태로 생각할 수 있다.

최근에는 애도반응에 해당하는 기간 중이더라도 그 정도가 우울증에 해당할 정도로 충분할 때에는 우울증으로 간주하여 치료받는 것이 바람직하다고 주장하는 의견이 주도적이다.

표 6. 애도반응과 주요 우울삽화의 구분을 위한 특징

특징	애도반응	주요 우울삽화
기간	2개월 미만	2개월 이상
무가치감	없음	있음
자살 사고	없음	흔함
죄책 망상	없음	나타날 수 있음
정신 · 신체 변화	경미한 불안, 초조	뚜렷한 운동저하
기능적 저하	경미함	뚜렷 ~ 심각

표 7. 우울증과 연관된 신체 질환

신경학적 질환	알츠하이머 병, 뇌혈관 장애, 뇌신생물, 뇌외상, 중추신경계 감염, 치매, 간질, 추체외로계 질환, 헌팅턴 병, 편두통, 다발성 경화증, 기면증, 파킨슨 병, 진행성 핵상마비, 수면 무호흡증, 윌슨 병
전신형 질환	바이러스 혹은 세균성 감염
염증 질환	류마티스 관절염, 쇼그렌 증후군, 전신성 홍반성 낭창, 측두동맥염
내분비 질환	부신관련 질환, 쿠싱 증후군, 애디슨 병, 고알도스테론증, 월경관련 증상, 부갑상선병, 갑상선병, 비타민 결핍(비타민 B12/엽산, 비타민 C, 비타민 B3(니아신), 비타민 B1(티아민) 등)
그 외 질환	에이즈, 암, 심폐질환, 클라인펠터 증후군, 심근경색, 포르피린증, 수술 후 상태, 신장 질환과 요독증, 전신적 신생물

한편, 우울증과 감별해야 하는 신체 질환에는 표 7과 같이 다양한 것들이 있다. 때로는 초기 검사와 진단이 적절한 절차대로 이루어졌는데도 불구하고 뒤늦게 신체적 증상이 발현되어 진단을 변경해야 할 때가 있다. 자칫 생명에 위협을 줄 수 있는 질환을 놓치거나 손실을 가져오는 치료를 장기간 지속할 수 있

기 때문에, 초발의 우울증 환자를 대상으로 적절한 검사를 시행하는 것이 필수적이다.

한편, 우울 증상을 일으키기 쉬운 갑상선 등 내분비계 질환 및 뇌병변 감별을 위해 기본적인 피 검사와 뇌영상 촬영 등이 시행되어야 할 필요가 있다. 또한 검사뿐 아니라 신체적 질환으로 인한 우울 증상의 경우, 동반되는 증상이 있을 수 있고 전형적인 우울증과는 차이를 나타낼 가능성이 높기 때문에 꼼꼼한 병력 청취가 필요하다.

Hospital Memo

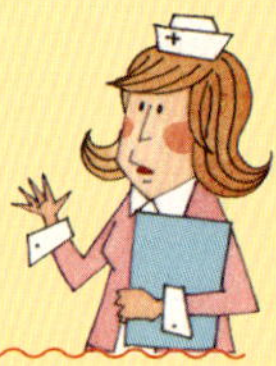

한국판 기분장애 설문지(K-MOQ)

이 질문지는 현재 상태만을 알아보는 것이 아니라 과거에 있었던 기분의 변화를 조사합니다. 최선을 다해서 답해 주십시오.

1	다음과 같이 당신은 평소의 자신과 달랐던 적이 과거(예전)에 있었습니까?	예	아니요
	• 기분이 너무 좋거나 들떠서 다른 사람들이 '평소의 당신 모습이 아니다'라고 한 적이 있었다. 또는 너무 들떠서 문제가 생긴 적이 있었다.		
	• 지나치게 흥분하여 사람들에게 소리를 지르거나, 싸우거나, 말다툼을 한 적이 있었다.		
	• 평소보다 더 자신감에 찬 적이 있었다.		

	• 평소보다 더 잠을 잤거나, 또는 잠잘 필요를 느끼지 못한 적이 있었다.			
	• 평소보다 말이 더 많았거나 말이 매우 빨라졌던 적이 있었다.			
	• 생각이 머릿속에서 빠르게 돌아가는 것처럼 느꼈거나, 마음을 차분하게 하지 못한 적이 있다.			
	• 주위에서 벌어지는 일로 너무 쉽게 방해받았기 때문에 하던 일에 집중하기 어려웠거나 할 일을 계속 하지 못한 적이 있었다.			
	• 평소보다 더 에너지가 넘쳤던 적이 있었다.			
	• 평소보다 더 활동적이거나 더 많은 일을 했던 적이 있었다.			
	• 평소보다 더 사교적이거나 적극적(외향적)이었던 적이 있었다 (예를 들면, 한밤중에 친구들에게 전화를 했다).			
	• 평소보다 더 성행위에 관심을 가진 적이 있었다.			
	• 평소의 당신과는 맞지 않는 행동을 하거나, 남들이 생각하기에 지나치거나, 바보 같거나, 또는 위험한 행동을 한 적이 있었다.			
	• 돈 쓰는 문제로 자신이나 가족을 곤경에 빠뜨린 적이 있었다.			
2	**만약 위의 질문 중에서 하나 이상에 "예"라고 대답했다면, 그중 몇 가지는 같은 시기에 벌어진 것입니까?**			
	□ 예	□ 아니요		
3	**이러한 일들로 인해서 어느 정도의 문제가 발생했습니까? 예를 들면, 일할 수 없었다 / 금전적 문제, 법적 문제, 또는 가족 내에 분란이 생겼다 / 말다툼하거나 싸웠다 등 (다음 중 하나에만 표시하십시오)**			
	□ 문제 없었다	□ 경미한 문제	□ 중등도의 문제	□ 심각한 문제

⇒ 1의 13문항 중 일곱 가지 이상에 "예"라고 응답하고, 2의 질문에 "예"라고 응답하며, 동시에 3의 질문에 "중등도의 문제" 혹은 "심각한 문제"라고 응답한 경우, 조증 또는 경조증 삽화의 과거력이 있을 가능성이 있다.

08

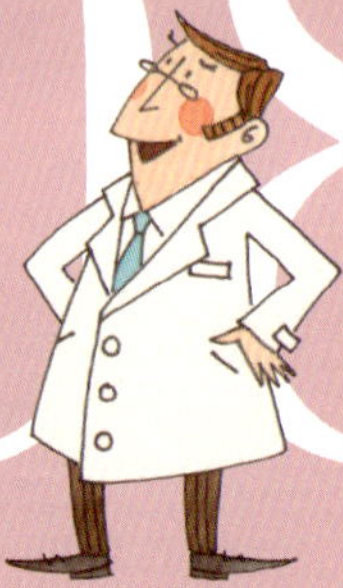

우울증의 경과 및 예후

흔히 우울증은 시간이 지나면 자연히 호전되는 감기와 같이 가벼운 질환으로 여겨지는 경우가 많으나, 실제 임상에서는 적지 않은 우울증 환자들이 완전히 회복되기까지 상당한 시간이 소요되거나 또는 우울 증상이 만성화되고 잦은 재발을 보이기도 한다.

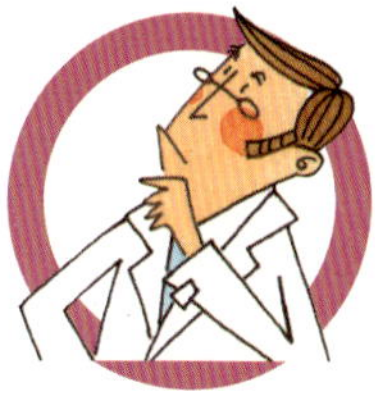

우울증은 생각보다 오래 지속되고 재발의 위험도 있다. 첫 발병 시 심리적인 스트레스가 주된 요인일 수 있지만, 초기에 치료하지 않고 방치된 경우 우울증에 걸리기 쉬운 상태가 되어 이후 큰 스트레스 없이도 재발할 수 있다.

환자의 50%가 40세 이전에 첫 번째 우울삽화를 겪었는데 치료를 받지 않는 경우 6~13개월 동안 지속되고, 치료를 받는 경우에는 3개월 정도 지속된다. 따라서 3개월 내에 약을 끊으면 대부분 재발하게 된다.

20년 동안의 평균적인 우울삽화 발생 빈도는 대략 5~6회 정도로 추정된다.

또한 처음 우울증으로 진단된 환자의 5~10%가량은 6~10년 후에 조증삽화를 경험하며 조울증으로 진단이 바뀌기도 하는데, 어린 나이에 발병하거나 비전형적 우울증을 보이는 경우, 가족력이 있는 경우, 정신병적 증상이 동반된 경우, 산후우울증 과거력이 있는 경우 등에는 주의해야 한다.

우울증 환자는 첫 입원 후 1년 이내에 환자의 50%가 회복되지만, 10~15%는 5년 후에도 완전히 회복되지 않고 경도의 우울감이 남아 있을 수 있다.

특히 우울증에서 회복이 지연되는 경우를 예측할 수 있는 인자에는 표 8과 같은 경우가 있다. 따라서 이와 같은 양상을 보이는 경우에는 만성적인 우울증으로 진행될 가능성에 대해 예측하고 적극적인 치료가 필요하다.

우울증의 재발 위험성은 ① 현재 삽화의 지속 기간, ② 과거 삽화의 수, ③ 우울증의 가족력, 이 세 가지 요소에 의해 결정된다.

첫 우울삽화가 2년 이상 지속된 경우 향후 재발할 위험성

표 8. 우울증에서 회복이 지연되는 경우의 예측 인자

· 심한 정도의 우울삽화가 있을 때	· 우울 혹은 불안장애의 과거력이 있을 때
· 우울삽화의 기간이 6개월 이상 길 때	· 3회 이상 입원한 경험이 있을 때
· 동반 질환이 있을 때	· 사회적 혹은 가족들의 지지가 부족하고 수입이 적을 때
· 정신병적 양상을 보일 때	· 발병 이전 5년간 낮은 기능 수준을 보였을 때
· 이른 나이에 발병했을 때	
· 술이나 약물을 남용했을 때	

이 높아지므로, 현재 우울삽화 상태에 있다면 적극적으로 치료하는 것이 중요하다.

과거 우울삽화가 많으면 많을수록 재발할 확률이 증가하는데, 과거 2회 우울삽화를 경험한 경우 70%, 3회 우울삽화를 경험한 경우 90%까지 재발 위험성이 증가하게 된다. 부모, 형제자매, 자녀 중 주요 우울증을 경험한 적이 있는 가족의 수가 많을수록 역시 재발 위험성이 증가한다.

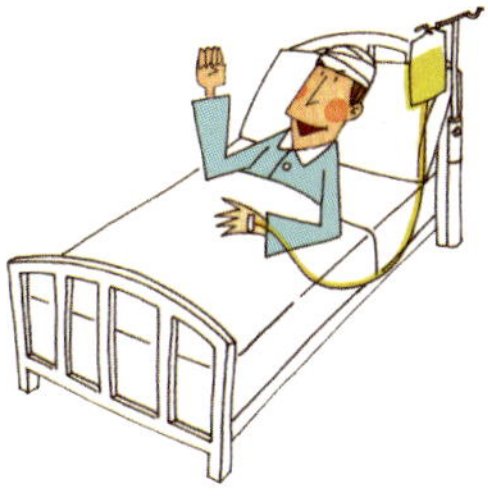

09

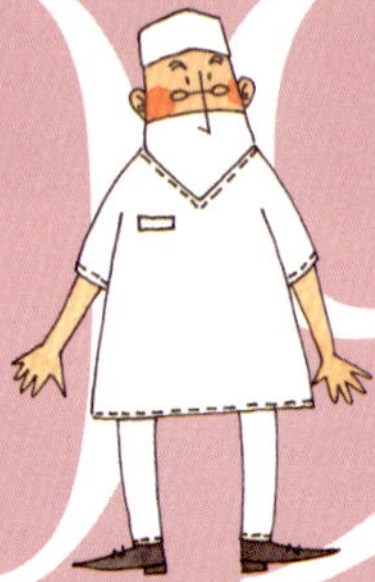

우울증 환자와 자살

제대로 치료되지 않은 우울증 환자의 15%가 자살로 삶을 마감하는 것으로 밝혀졌으며, 임상적 우울증까지 하면 자살의 70% 정도는 우울증이 원인이 되는 것으로 추정된다.

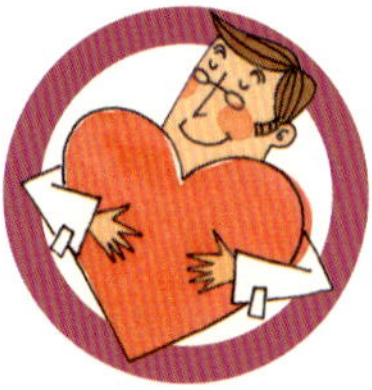

자살 위험도 평가

자살 위험도는 표 9와 같은 요소들이 관계가 있는 것으로 알려져 있다.

표 9. 자살의 위험요소

위험요소	내용
성별	남성의 자살 위험도가 여성의 3배 이상이다.
나이	연령이 증가함에 따라 자살률이 증가한다.
우울증 여부	자살자의 70% 이상에서 우울삽화가 선행된다.
이전 자살 시도	자살 시도로 죽는 사람의 대부분은 이전에 한두 번의 자살 시도가 있었다. 4회 이상 자살 시도를 한 사람은 자살에 성공하기보다 이후 자살을 시도할 가능성이 높아진다.
알코올 섭취 여부	최근 음주를 시작했거나 다른 신경안정제를 복용하기 시작했다면 위험도가 증가된다.
합리적 사고의 상실	인지기능의 저하, 정신병적 우울증, 이전의 뇌손상(특히 전두엽 손상)의 경우 자살 위험도가 높다.
사회적 지지 부족	사회적으로 고립된 사람들에서 자살률이 높다.

조직화된 계획 존재 여부	구체적인 자살 계획을 세우고 이를 머릿속으로 시연해 본 적이 있다면 향후 어느 시점에서 자살을 이행할 가능성이 훨씬 높아진다.
배우자가 없음	미혼의 독신은 기혼자에 비해 자살률이 2배 높고, 이혼한 독신은 미혼의 독신보다도 자살률이 훨씬 높다. 배우자와 사별한 사람의 자살률도 높다.
신체적 질병	자살의 반수 정도에서 신체질환이 중요한 기여 인자로 작용하였다.
자살의 가족력	자살의 가족력이 있는 경우 자살률이 높다.
과도한 무망감이나 죄책감	무망감은 심한 우울증과 관련이 있는 경우가 많다.

우울증과 자살

우울증에 걸렸다고 모두가 자살 사고를 일으키고 자살을 시도하는 것은 아니다. 그렇지만 우울증의 많은 증상들이 일반인에 비해 자살 사고를 갖게 하고 쉽게 시도하게 할 수 있다. 자살 시도 가운데에는 감정적 동요로 인해 홧김에 충동적으로 하는 경우도 상당수 있는 것으로 밝혀졌는데, 우리가 주의 깊게 봐야 하고 예방이 가능한 자살 시도는 서서히 우울증이 진행되면서 그 결과로 이루어지는 경우이다.

자살의 위험도는 현재 자살 사고가 있는지를 평가하는 데에서부터 시작되는데, 의료진이라고 해도 자살 사고를 물어볼 때 어려움을 느끼는 경우가 많다. 그 이유로는 대개 자살 사고에 대해 물어보면 환자들이 화를 내거나, 자신이 자살 사고를 물어보는 것이 '계기가 되어' 그런 사고를 증폭시키지 않을까 생각하기 때문이다. 결론부터 말하면, '그렇지 않다'는 것이 현재의 정설이다.

대부분의 환자들은 의료진이 자신의 자살 사고를 물어보는 것에 오히려 안심을 하고, 자신을 걱정해 주는 느낌에 감사한 마음을 갖는다고 한다. 그리고 자살 사고를 물어본다고 해서 자살을 유발한다는 증거도 없다.

단도직입적으로 "죽고 싶다는 생각을 한 적이 있습니까?", "자살 사고가 난 적이 있습니까?"라고 물을 때 오히려 편하게 그렇다고 이야기할 수 있다고 한다. "지금 기분이 너무 절망적으로 보이는군요. 살고 싶지 않다고 생각한 적이 있습니까?" 정도로 조금 더 부드럽게 물어볼 수도 있다.

죽고 싶은 생각이 있다고 모두가 자살 시도를 하는 것은 아니다. 자살 사고가 있었다고 확인이 되면, 구체적으로 자살 계획을 세웠는지를 물어봐야 한다. 구체적 계획이라는 것은 약을 사서 모았다든지, 붕대나 줄을 미리 사 두었다든지, 자살 시도를 할 장소를 찾아보았다든지 하는 것을 말하는데, 계획을 세운 정도까지 된다면 자살 사고가 진지하고 심각하다고 생각할 수 있다.

이렇게 자살에 대한 구체적인 계획까지 파악이 되었다면,

그 다음으로는 실제로 자살 시도를 했었는지도 반드시 확인해야 한다. 의외로 자살 시도 경력이 있는 사람들이 적지 않다. 전 세계적으로 자살 사고나 자살 시도 등에 대한 기존의 논문들을 정리해 분석한 결과에 따르면, 평생 자살 사고를 일으킨 사람의 비율은 평균 5~15% 정도 되며, 자살 시도를 해본 적이 있는 이들도 2~6% 정도로 적지 않은 결과를 보여준다.

만일 자살 시도를 한 기왕력이 있고 또 최근에 이러한 일이 있었다면, 그 사람의 자살 위험도에 대해 진지하게 생각해 보아야 한다. 자살 성공의 가장 큰 위험요소가 자살 시도의 기왕력이기 때문이다. 자살 시도를 했던 사람은 이후에 재시도하거나 성공할 가능성이 더 높다고 할 수 있다.

Hospital Memo

심리학적 관점에서 본 자살

지그문트 프로이트(Sigmund Freud)는 사랑하던 대상을 상실했을 때 상실한 대상과 자신이 동일시되면서 외부로 향해야 할 분노가 자신의 내부로 향함으로써 자살 충동이 일어난다고 보았다. 또한 프로이트는 인간의 두 가지 기본 욕동으로 삶의 욕동인 리비도(Libido)와 죽음의 욕동인 타나토스(Thanatos)를 언급하였다.

칼 메닝거(Karl Menninger)는 이 개념을 더 발전시켜 자살하는 사람의 마음에는 세 가지 동기가 작용한다고 보았다. 살해하고자 하는 소망(wish to kill), 살해를 당하고자 하는 소망(wish to be killed), 그리고 죽고자 하는 소망(wish to die)이 그것이다.

한편, 자살하는 이들의 심리에는 여러 가지 환상이 기여하는데, 타인을 향한 복수 환상, 스스로에 대한 징벌과 속죄 환상, 힘든 현실로부터의 도피에 대한 환상, 재탄생과 죽은 이와의 재결합에 대한 환상 등이 그것이다.

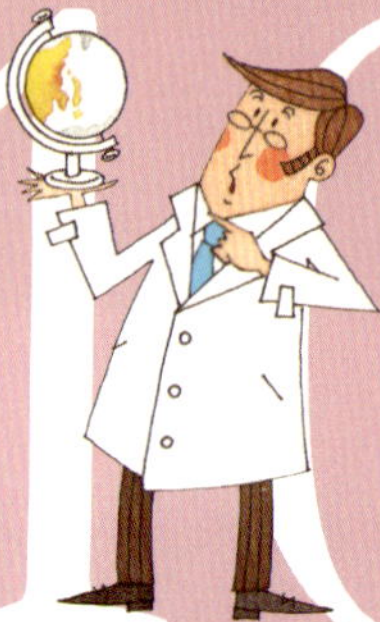

10

특수한 상황에서의 우울증

우울증 중에서도 소아 · 청소년기와 노인 및 임신한 여성에서의 우울증은 각기 다른 형태로 나타나며, 또한 만성 신체질환과 관련된 우울증도 있다.

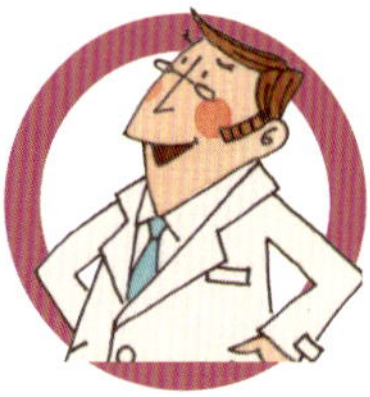

소아·청소년기의 우울증

소아·청소년에서의 우울증은 성인과 다른 형태로 나타나므로 우울증인지 초기에 발견하기 힘든 경우가 많다. 특히 소아의 경우에는 우울한 감정을 표현할 수 있는 능력이 덜 발달되어 있어 다른 형태로 표현하는 경우가 많은데, 예를 들면 배가 아프다든지 머리가 아프다는 등 신체적 증상으로 나타나는 경우가 많다. 그리고 이러한 신체 증상을 이유로 학교 가기를 거부하는 경우도 있는데, 이럴 경우 무조건 쉬게 하는 것보다는 증상이 어디에서 오는지 파악할 필요가 있다.

청소년의 경우에는 갑자기 학업 성적이 떨어진다든지 교우관계가 나빠지고, 가족들에게 화를 내거나 짜증을 심하게 내는 등 행동의 변화가 있을 때, 단순히 사춘기에 있을 수 있는 증상이라고 판단하기 전에 다른 심리적 어려움을 겪고 있지는 않은지 평가할 필요가 있다.

이와 같이 소아와 청소년의 경우에는 우울감을 언어로 표현하기보다 신체 및 행동상의 변화로 나타나는 경우가 많기 때문에 이 점을 놓치지 않아야 한다.

노인에서의 우울증

노인은 배우자의 사별로 인해 혼자 살게 되거나 경제적 어려움이 있는 경우, 신체적 어려움이 동반되는 경우 등 여러 가지 사회적 요인들이 우울증에 영향을 주는 경우가 많고, 또 이러한 요소들이 우울증과 관련이 깊을 때 치료에도 어려움을 겪을 가능성이 많다.

그렇지만 이 경우에도 마찬가지로 상황에 비추어 '당연히 그럴 수 있지'라고 받아들이는 태도보다는, 현재 우울증의 상태는 아닌지, 치료를 필요로 하는 부분이 있는 것은 아닌지 반드시 파악해야 한다. 사회·경제적인 부분을 해결하기 전에 우울증 치료만으로 호전되는 경우가 상당히 많기 때문이다.

노인의 우울증 치료가 더욱 중요한 이유 중 하나는, 우울증에 대한 이해가 적은 경우가 많아 쉽게 절망하고 치료를 받을 수 있다는 생각을 하지 못한 채 자살 시도 등 극단적인 행동을 취할 가능성이 높기 때문이다. 그러나 조기에 치료를 받을 경우 드라마틱한 호전을 보이는 경우도 많아 특히 관심을 기울여야 한다.

노인의 경우 우울증의 표현을 소아 · 청소년과 마찬가지로 우울감 자체로 표현하는 것보다 신체적 증상으로 표현하는 때가 심심찮게 발견된다. 속이 더부룩하고 소화가 안 되어 아무것도 먹지 못한다거나, 팔다리, 허리나 무릎이 아프다는 등 기저 질환 등을 심하게 호소하는 경우 우울증을 의심해 보아야 한다.

임신한 여성에서의 우울증

임신한 여성에서의 우울증은 크게 두 가지 측면에서 중요하게 살펴보아야 하는데, 첫째는 임신이라는 사건 자체로 인한 여성호르몬의 변화에 따른 기분 변동을 주의 깊게 살펴봐야 한다는 것이며, 둘째는 약물 사용에서의 제한점이 있다는 것이다.

여성들은 본래 여성호르몬이 주기를 갖고 변하기 때문에 이로 인해 기분에 영향을 받을 수 있는데, 그 대표적인 예로 생리주기 때 예민함, 짜증, 우울감 등 기분 변동을 겪는 경우를 들 수 있다. 임신을 한다는 것은 이러한 여성호르몬의 급격한 변동을 의미하는 것으로, 급격한 기분의 변화에 당연히 영향을 줄 수 있다.

또 한편으로는 이러한 생물학적 변화 외에도, 임신으로 인해 사회적 활동이 제한되고, 출산 이후 새로운 구성원에 의해 환경적인 변화를 갖게 되는 것에 대한 부담 등, 상당한 스트레스가 가해질 수 있다.

출산 이후에는 급격한 여성호르몬의 변화로 인해 약 50%의 출산한 여성들이 우울증은 아니더라도 산후우울감을 겪는 것으로 알려져 있으며, 약 30%는 산후우울증을 겪는다고 알려져 있다. 또한 심할 경우 정신병적인 증상이 더해져 아이에게 위험한 행동을 하는 경우도 있다.

따라서 출산 이후에 '우울하다', '힘들다'는 말을 대수롭지 않게 넘기면 안 되며, 우울증의 가능성을 염두에 두고 면밀하게 확인하여 우울증을 조기에 발견하고 치료하는 것이 중요하다.

산후우울증의 위험요소로는 산후우울증의 기왕력이 있는 경우, 주요 우울증의 기왕력이 있는 경우, 가족 및 사회적 지지가 좋지 못한 경우 등을 들 수 있다.

만성 신체질환과 우울증

최근 들어 암이나 만성 질환 등 신체질환을 가진 사람에게서의 우울증에 대한 관심이 높아지고 있다. 힘들게 고생하여 암을 치료하고 났더니 우울감 등으로 자살하여 허망하게 삶을 마감하는 경우들이 적지 않게 발견되기 때문이다.

많은 연구에서 만성 질환을 갖고 있는 사람들에게서 일반인보다 주요 우울증의 비율이 높게 나타난다는 결과를 보여주었다. 그러나 안타까운 것은 일반인에서보다 우울증 진단이 오히려 적게 내려져 그에 따른 치료가 덜 이루어지고 있다는 사실이다.

신체질환자에게서 우울증 진단이 덜 이루어지는 이유 중 하나는 '당연히 그럴 수 있다', 즉 '반응성 우울감'이라고 판단하여 병적으로 판단하지 않아 치료가 불필요하다고 생각하기 때문이다. 또한 신체질환 자체로 인해 발생되는 불면, 기력의 저하, 식욕의 저하, 피로감 등은 우울 증상과 감별하기 힘들기도 하다.

우리가 만성 질환자에서의 우울증에 대해 살펴야 할 또 다른 관점으로는, 신체질환 자체가 기분 변화에 영향을 줄 수 있다는 것이다. 예를 들면, 갑상선 질환은 우울감 및 기분 변화에 영향을 주는 대표적인 질환으로 알려져 있으며, 뇌졸중이나 경련성 질환 같은 경우에도 병변이 있는 뇌 부위에 따라 뇌손상으로 인해 우울감 등의 기분 변화와 성격 변화를 일으킬 수 있다.

암으로 인해 사이토카인이라고 하는 신경 관련 물질의 변화에 의해 기분장애가 올 수 있다는 보고도 있다. 이 외에도 질환 자체로 인한 기분 변화의 증거들이 많으며, 질환의 치료 또한 영향을 줄 수 있는 부분이 많다.

대표적인 만성 질환인 신부전으로 인해 장기간 투석을 받은 사람의 경우, 투석에 사용되는 약물에 의해 인지기능의 변화 외에도 기분장애가 일어날 수 있고, 항암제 또한 일부의 경우에서 기분 변동에 영향을 준다고 보고되고 있다.

또한 관절염 및 면역계 질환에서 고용량으로 장기간 사용되는 스테로이드의 경우에도 기분 변동에 큰 영향을 주는 것으로 알려져 있으며, 통증 환자들에게 쓰이는 마약성 진통제도 장기간 사용 시 우울감 등을 일으킬 수 있다고 보고되고 있다.

따라서 최근에는 신체질환자들의 정신건강 또한 조기 발견과 치료를 위해 협진을 진행하고 있는데, 정신종양 클리닉을 운영하면서 암을 처음 진단받은 사람 및 치료를 진행하고 있는 환자들이 정신건강의학과 치료를 같이하고, 만성 신체질환자들도 협진을 통해 우울증을 조기 발견하고 필요한 경우 내과와 함께 치료의 수정 등을 논의하기도 한다.

이러한 노력들은 환자들이 우울증으로 이환되어 자살 등 극단적 선택을 하는 것을 예방하자는 식의 일차적 수준이 아니라, 신체질환을 앓고 있는 사람들이 정신적 안정을 찾아 치료를 안정적으로 받으면서 추후 삶의 질까지 향상시키자는 것이 목적이 된다.

표 10. 신체질환에서의 우울증 유병률

신체질환 종류	우울증 유병률
암(고형암) 말기	25~38%
뇌졸중	27~35%
신장 질환	5~22%
만성 통증	35~50%
간질	20~30%
파킨슨 병	30~50%
심근경색	20%
당뇨	10%

출처 : Evans, D., 1995, *Am Soc Clin Psychopharm Progress Notes*, 6: 22–25; Robertson, M. M. et al., 1983, *Epilepsia*, 24(suppl 2): S109–S116; Series, H. G., 1992, *J Psychosom Res*, 36: 1–16.

11

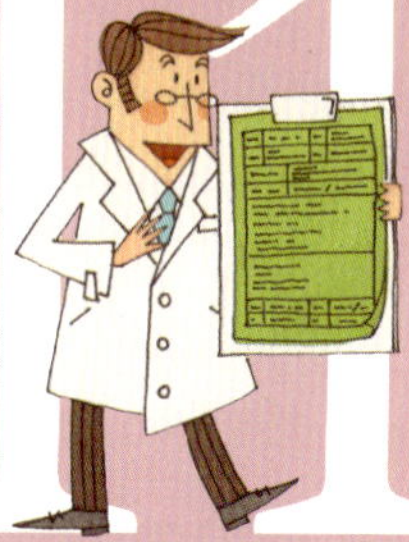

우울증의 치료(1) – 입원 치료, 약물 치료, 정신 치료

우울증의 치료에는 환자의 상태에 따라 입원하여 치료를 받는 입원 치료, SSRI, TCA, SNRI, 부프로피온, 미르타자핀, 그외 비정형 항정신병제를 사용하는 약물 치료, 정신분석적 정신 치료, 인지행동 치료 등의 정신 치료가 있다.

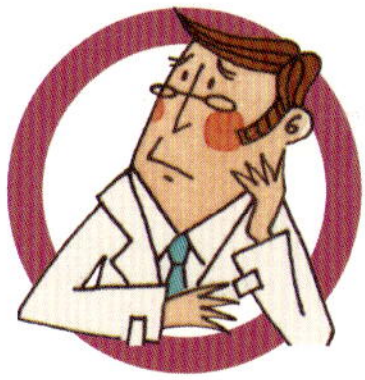

우울증의 치료에는 입원 치료와 약물 치료, 정신 치료 등이 있다.

입원 치료

증상이 심각하여 외래에서의 치료가 진전이 느릴 것으로 판단될 때, 그래서 위험성이 있을 때 입원 치료를 권유하게 된다. 여기에서 '위험'이란 앞서 설명했던 자살을 포함하여 자해의 위험 및 경우에 따라 타해의 위험까지를 포함한다.

그렇지만 단지 증상이 심각해서 입원을 필요로 하는 것만은 아니다. 입원을 하게 되는 둘째 경우로, 동반한 신체질환이 많아 약물 치료 등에서 꼼꼼하게 신체지수에 대한 모니터링을 하며 치료해야 할 때, 그리고 신체적으로 취약해 있어 이에 대한 처치가 필요할 때도 입원을 하여 치료하는 것을 권유한다.

셋째로는 진단적으로 명확치 않아 이에 대한 세심한 관찰과 체계적인 검사 등이 필요한 경우이다.

넷째, 현재의 가장 큰 스트레스가 지금 살고 있는 상황과 밀접하게 관련되어 있고, 따라서 치료가 될 때까지 이 스트레스로부터 분리하는 것이 필요하다고 생각될 때에도 입원 치료가 필요하다.

이 외에도 연고지와 병원이 멀어 잦은 병원 방문이 어려울 때에도 입원을 하는 경우도 있고, 단시간 내 집중적인 치료를 함으로써 빨리 회복하고자 스스로 원하여 입원하기도 한다.

약물 치료

우울증 진단을 받으면 흔히 약물 치료를 권유받지만, 실제로 투약으로 이어지는 경우는 많지 않다. 많은 환자들은 약물을 처방받아도 여러 가지 이유로 잘 복용하지 않는다. 그 이유 중 하나는 약물 자체에 대한 걱정 때문이다.

그리고 약물 부작용 때문에 약물을 복용하지 않는 경우도 있는데, 경한 부작용은 있을 수 있으며 시간이 지나면 어느 정도 호전되는 경우가 많으므로 이러한 특성을 잘 알아두어야 한다.

또한 며칠 복용하다 효과가 불충분하다며 자의로 끊는 경우가 있는데, 항우울제의 경우 최소 2~3주는 꾸준히 복용해야 효과가 나타나며 더 기다려야 하는 경우도 있으므로 이는 좋지 않은 선택이다.

한편, 중독을 고려하여 빨리 끊으려는 환자들도 있는데, 항우울제 자체에 중독성이 있다는 증거는 없다. 충분한 기간, 충분한 용량을 사용하면 50~60%는 약물에 반응이 나타나며, 반응이 없는 경우에는 약물을 교체한 후 효과를 기다리면 된다.

약물의 종류와 부작용

SSRI

SSRI(Selective Serotonine Reuptake Inhibitor, 선택적 세로토닌 재흡수 억제제)는 흔히 처방되는 항우울제 중 하나이다. '세로토닌'이라는 물질의 재흡수를 억제하는 공통적인 기전은 있으나, 실제 처방 시 호소하는 미세한 효과나 부작용은 약물마다 조금씩 다르다.

플루옥세틴(Fluoxetine)의 경우 반감기가 가장 길며, 식욕을 억제하는 효과가 있는 경우가 있다. 서트랄린(Sertraline)은 다른 SSRI에 비해 설사를 호소하는 경우가 더 흔하며, 파록세틴(Paroxetine)은 식욕 및 수면을 증가시킨다고 되어 있다.

한편, 플루복사민(Fluvoxamine)은 약물 상호작용의 확률이 높아 다제 약물을 사용하는 경우 유의할 필요가 있으며, 에스시탈로프람(Escitalopram)은 반대로 약물 상호작용이 적어 다제 약물을 사용하는 경우 더 안전하게 쓸 수 있다.

공통적인 부작용으로는 소화기 부작용(구역, 구토, 설사, 복통), 졸림증, 수면 변화, 입마름, 초기 경도불안 증가, 두통이 있으며, 성적인 부작용(사정/절정 지연, 성욕 감퇴) 등도 있다.

TCA

TCA(Tricyclic Antidepressant, 삼환계 항우울제)는 SSRI, SNRI 등의 약물이 나오기 전에 항우울제로 많이 쓰였는데, 치료적 용량에서의 부작용으로 인하여 증량하기 어려운 경우가 많았다. 최근에는 수면, 불안, 통증 등의 증상을 보조적으로 조절하기 위해 소량 사용하는 경우가 많다.

SNRI

SNRI(Serotonin Noradrenaline Reuptake Inhibitor, 세로토닌 노르아드레날린 재흡수 억제제)는 최근에 처방이 늘어난 약물로, 세로토닌뿐만 아니라 노르아드레날린의 재흡수를 억제한다. 통증이 있는 경우 효과가 있으며, 특히 노인 우울증의 경우 다발적인 통증을 호소하는 경우가 많아 처방이 늘고 있다. 부작용의 종류는 SSRI와 비슷하나, 그 정도에는 차이가 있다. 둘록세틴(Duloxetine), 벤라팍신(Venlafaxine), 밀나시프란(Milnacipran) 등이 많이 쓰이고 있다.

부프로피온

부프로피온(Bupropion)은 식욕이 억제되는 항우울제이다. 도파민과 노르아드레날린의 재흡수를 억제하며, 이전 약물들과는 다른 기전으로 우울증 치료에 효과가 있다. 식욕 저하뿐만 아니라 구역/구토 등의 부작용이 있을 수 있으므로 주의해야 하며, 금연에도 효과가 있어 금연제로 처방되는 경우도 많다. 성적인 부작용은 SSRI보다 적으며 활성화하는 경향이 있으나, 불안증에는 큰 효과가 없다고 알려져 있다.

미르타자핀

미르타자핀(Mirtazapine)은 수면과 식욕에 효과가 있는 항우울제로, 따라서 주로 밤에 투약하며, 노인의 경우 소량부터 사용해야 한다. 고용량에서는 오히려 활성화되는 경우가 있지만, 소량만으로 불면 및 식욕저하에 효과를 보는 경우가 많다. 성적인 부작용은 SSRI보다 적다.

비정형 항정신병제

비정형 항정신병제는 과거에는 조현병이나 양극성 장애 환자에서 제한적으로 쓰였다면, 최근에는 항우울증 효과로 우울증에도 많이 쓰이고 있다. 정신병적 증상(환청, 망상)이 동반된 우울증에는 반드시 비정형 항정신병제를 항우울제와 함께 또는 단독으로 쓰지만, 정신병적 증상의 유무와 상관 없이 우울증에 효과가 있다고 되어 있다.

앞서 설명한 다른 약물들과는 다르게 빠르게 증상을 호전시키는 경우가 있어, 빠른 치료가 요구되거나 증상이 심한 경우 고려하게 되어 있다.

쿠에티아핀(Quetiapine), 아리피프라졸(Aripiprazole), 올란자핀(Olanzapine) 등의 약물이 최근에 많이 사용되고 있다.

약물 선택 과정

약물을 선택할 때는 약물의 효과뿐만 아니라 우울증의 종류, 약물의 부작용, 분복 방법, 비용, 동반 질환 등을 고려해야 한다. 항우울제 간 약물의 효과는 비슷하다고 보고되어 있는 경우가 많지만, 부작용에는 서로 차이가 있다.

또한 개인별로 효과가 있는 약물이 서로 다를 수 있기 때문에 일차 선택 약물이 효과가 없다고 해서 치료를 중단해서는 안 된다.

약물 치료의 지속 및 중단

부작용이나 효과 부족으로 약물을 교체하는 경우가 흔하다. 대부분의 경우 하나의 항우울제를 점차 감량하면서 다른 항우울제를 점진적으로 증량하는 방법을 선택하지만, 환자 개개인에 따라 그 치료 전략은 다를 수 있다.

약물을 갑자기 중단하는 경우 일부 환자에서 '금단 증후군'이 발생할 수 있다. 이러한 경우 더욱 점진적 감량을 하게 되며, 반드시 의사와 상의하여 약을 끊어야 한다.

입원이 필요한 정도의 우울증이 아니면 외래에서 약물 조절을 하게 되는데, 초기에는 환자의 상태 변화, 약물 용량 조절, 부작용 확인 등을 위하여 1~2주에 한 번 정도 내원하는 경우가 많으며, 이후로 치료 계획이 확립되고 환자 상태도 호전되는 추세이면 외래 진료 간격은 더 길어지게 된다.

우울증이 호전되면 약물 치료를 바로 중단하려는 환자들이 많다. 하지만 빨리 약물을 중단하면 그만큼 재발할 확률이 높기 때문에, 약물 중단은 반드시 의사와 상의해야 한다.

우울 증상이 호전되면 최소한 6개월 이상은 약물 치료를 지속하는 것이 향후 재발을 막는 데 효과적이다. 하지만 반복되는 우울삽화나 증상이 완전히 호전되지 않은 경우나 삽화 당시 증상이 심했던 경우에는 이보다 더 오랜 기간 약물 치료를 지속하도록 권하고 있다. 재발성 우울증의 경우 진료지침에 따라 다르지만 대개 2~3년 정도의 유지 치료를 권한다.

정신 치료

경도에서 중등도의 우울증이 있는 경우 약물 치료와 동등한 효과가 있다고 알려진 것이 정신 치료이다. 정신 치료는 그 범위가 광범위한데, 여기서는 그중 대표적인 몇 가지만 소개한다.

정신분석적 정신 치료, 표현적 정신 치료, 지지적 정신 치료

어렸을 때 해결되지 않은 갈등 등의 무의식이 우울 증상을 형성하는 데 기여한다는 가정하에 무의식을 탐구하는 과정으로, 궁극적인 성격 변화에서부터 갖고 있는 방어 기제의 강화에 이르기까지 환자에게 개별적인 접근을 통하여 우울증을 치료하는 방법이다. 본인의 의욕과 병식이 어느 정도 있는 상태에서 외부적인 원인이 아닌 내적 원인을 찾는다. 치료 방식에 따라 다르지만, 대개는 주 1~2회 치료가 이루어진다.

인지행동 치료

인지·행동·감정이 서로 영향을 준다는 기본 전제하에 행해지는 치료이다. 우울증 환자는 부정적인 방식으로 자신과 외부 세계, 미래에 대한 부정적인 생각과 광범위한 부정적인 인지 왜곡을 갖고 있다. 이러한 왜곡된 인지를 찾고 교정하는 것이 인지 치료이다.

이에 비해 행동 치료는 활동의 강도, 지속 기간 등을 구체적으로 정하고, 단계적으로 과제를 부여하며 활동을 증가시키게 된다.

이 두 가지를 병합한 것이 인지행동 치료로, 정해진 횟수의 회기 안에 이루어지며, 우울증 치료에 효과적이라고 알려져 있다.

12

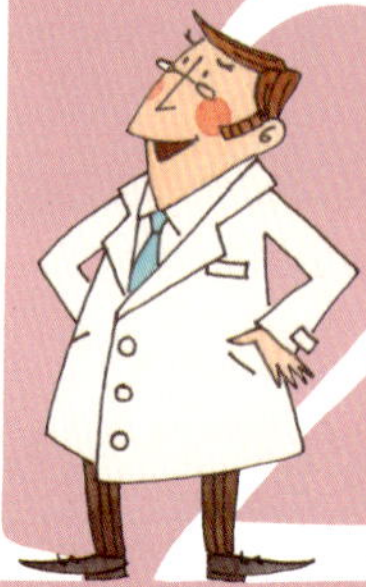

우울증의 치료(2) – 그 외 치료

우울증의 치료에는 그 외에도 전신마취 후 두부에 자극을 주어 짧게 경련을 유발하는 전기경련 치료, 인위적으로 자연광에 가까운 빛을 쬐어 신경전달물질 분비에 변화를 주는 광치료, 아직 단독 치료로 권유하기는 어렵지만 다른 치료에 부가 치료로 권유할 수 있는 운동 치료 등이 있다.

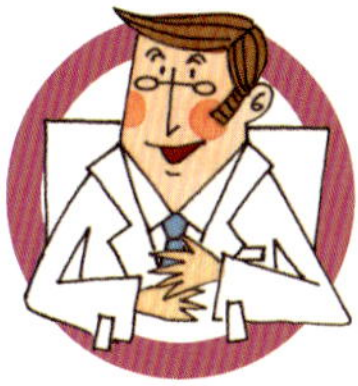

우울증의 치료에는 앞서 설명한 입원 치료, 약물 치료, 정신 치료 외에도 전기경련 치료, 광치료, 운동 치료 등이 있다.

전기경련 치료

전기경련 치료는 전신마취 후 두부에 자극을 주어 짧게 경련을 유발하는 방법이다. 보통 일주일에 3회 시행하며, 치료 반응마다 다르지만 10회 내외로 진행하는 경우가 대부분이다.

전기경련 치료는 항우울제보다 좋은 치료 반응을 보인다(60~90%에서 반응). 특히 노인 환자에서 불안 및 초조 증상이 현저한 경우나 정신병적 증상을 동반한 경우 치료 효과가 있고,

치료 효과도 더 빠르게 나타난다.

따라서 약물 치료 효과가 나타날 때까지 기다릴 수 없는 상황이거나, 노인·임산부 등 약물 치료가 어려운 경우 많이 시행되고 있다.

부작용으로는 일반적인 전신마취 부작용 외에 일시적으로 인지 기능이 떨어진다고 되어 있으나, 6개월에서 1년이 지나면 대부분의 기억은 회복된다.

광치료

광치료는 인위적으로 자연광에 가까운 빛을 쬐어 신경전달물질 분비에 변화를 주는 치료법이다. 특히 계절성 정동장애에 효과가 있다고 하지만, 경도에서 중등도의 우울증 치료에도 효과가 있는 것으로 알려져 있다.

강도와 시간은 10,000lux, 30분이 권고되고 있으나, 구체적인 것은 담당 정신과 의사의 처방에 따른다.

광치료는 우울증뿐만 아니라 수면 사이클에 문제가 있는 경우 수면 사이클을 조정하는 데에도 쓰이고 있다.

운동 치료

운동 치료는 다른 치료에 비해 근거가 적지만, 운동 프로그램을 시행하면 우울 증상이 적고 우울증 예방에 효과가 있다는 연구 결과들이 나오면서 근거가 축적되고 있다. 따라서 아직 단독 치료로 권유하기는 어렵지만, 다른 치료에 부가 치료로 권유할 수 있을 것으로 생각된다.

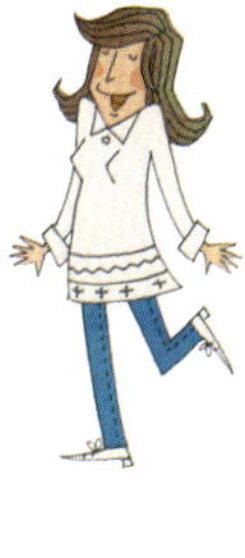

13

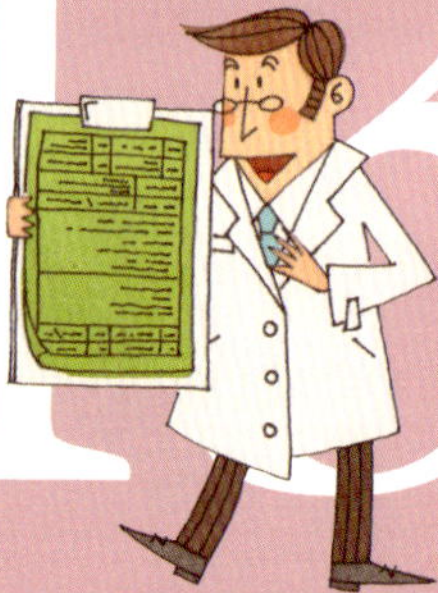

우울증을 이겨낸 성공 사례

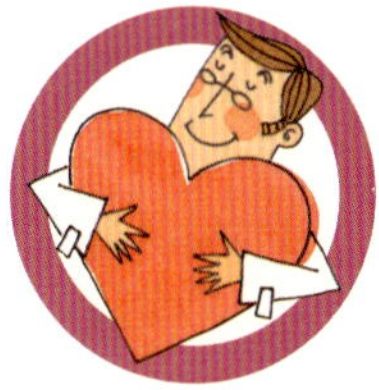

27세 여성 A씨

27세 여성 A씨는 어려운 경제 형편 속에서도 명문대를 우수한 성적으로 졸업한 재원이었다. 대학 졸업 후에는 대기업에 무난히 취직하여 업무능력을 인정받았지만, 취직한 지 3년째 되던 해 가을, 어렸을 때부터 사이가 좋지 않던 부모님의 이혼, 남자 친구와의 이별, 키우던 개의 죽음 등 여러 가지 좋지 않은 일들이 한꺼번에 일어나자 혼란스러워지기 시작했다.

회사에서는 집중이 잘 되지 않고 의욕이 떨어지며 멍하게 있는 시간이 많았고, 중요한 일을 잊을 때도 잦았다. 우울한 기분을 느꼈고, 우울감과 스트레스를 풀기 위해 폭식을 했다가 굶기도 하는 등 불규칙한 식사 패턴을 보였으며, 밤에는 2시간 정도밖에 수면을 이루지 못하였다.

회사에서 몇 차례 지적을 받은 후, A씨는 결국 인근 정신건강의학과를 찾아 1년가량 약물 치료와 정신 치료를 병행하였다.

약물 치료를 하면서 불면증과 폭식-단식을 반복하던 식사 패턴부터 좋아지기 시작하였고, 이윽고 우울감과 무기력감도 나아지는 양상이었다. 상담을 하면서 그동안 누구에게도 말하지 못했던 고민들을 털어놓을 수 있었고, 내면의 갈등도 바라볼 수 있게 되었다.

73세 남성 B씨

젊은 시절 대학 교수로 왕성한 활동을 하다가 은퇴한 73세 B씨는 두 자녀를 모두 출가시킨 후 아내와 함께 조용히 노년을 보내고 있었다. 얼마 전 그의 아내가 고등학교 동창들과 유럽 여행을 다녀오느라 2주 가까이 집을 비우는 일이 있었는데, B씨는 아내가 돌아올 무렵부터 몸 여기저기가 쑤시고 아프다고 호소하기 시작했고, 전신 통증 때문에 밤에 잠을 잘 이루지 못하는 날이 많아졌다. 평소 자주 찾던 동네 의원과 큰 병원의 내과, 정형외과 등을 찾아가 보았지만, 이런저런 검사를 해도 이렇다 할 이상이 발견되지 않았고, 아무리 약을 처방받아 복용해도 통증이 좋아지질 않았다. B씨는 더 이상 친구도 만나려고

하지 않았고, 병원 가는 것 외에는 바깥 출입을 하지 않았으며, 유서를 쓰고 아내에게 통장을 넘겨주고 돈 관리를 맡기는 등 마치 죽음이 예정된 사람처럼 행동하였다.

여러 병원을 전전한 끝에 B씨는 지인의 권유로 마지못해 정신건강의학과를 찾았고, 정신과 의사와 면담 시에도 "나는 우울하지 않고 단지 몸이 아플 뿐"이라고 얘기하였다. 그러나 어떤 약으로도 좋아지지 않았던 B씨의 전신 통증은 항우울제 치료에 반응하여 크게 호전되었고, 좀 더 시간이 지나자 다시 친구와 만나고 등산을 다니는 등 예전의 활력 있던 모습을 되찾아갔다.

평소 감정표현이 서투르던 B씨는 실제로 자신이 우울한지조차 잘 인지하지 못했을 수 있고, 또한 알았다고 하더라도 '우울하다'고 가족들에게 표현하는 것 자체가 B씨에게는 무척 어려운 일이었을 것이다. 이처럼 말로 미처 표현하지 못한 우울한 기분이 신체적 증상으로 나타나는 경우가 상당수 있기 때문에, 신체 증상이 뚜렷한 의학적 원인 없이 지속되면 우울증의 가능성을 염두에 둘 필요가 있다.

14

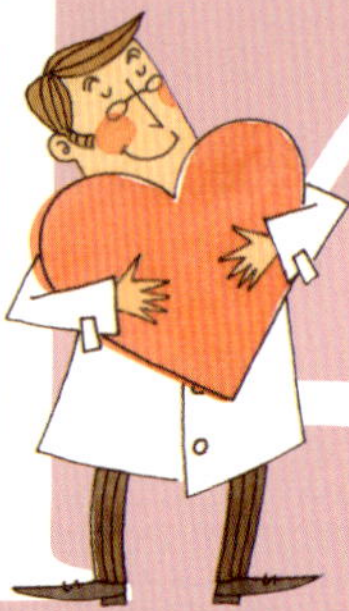

Q&A 우울증에 대한 궁금증 22가지

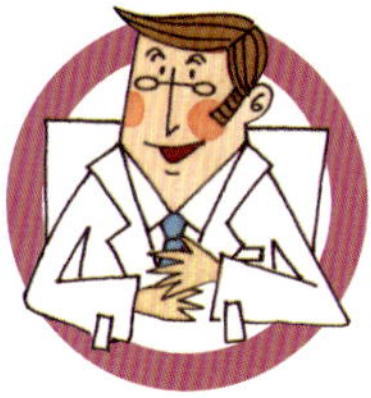

Q 우울증은 세로토닌과 연관이 있나?

A 세로토닌은 우울증에 관여하는 대표적인 신경전달 물질이다. 세로토닌 수용체 유전자와 우울증의 관련성이 밝혀진 바 있으며, 현재 사용되는 대부분의 항우울제는 대뇌 세로토닌 시스템을 조절하여 치료 효과를 보인다고 알려져 있다.

하지만 이는 아직 가설 단계로 모든 우울증을 설명할 수는 없으며, 다른 신경전달 물질들도 관여하는 것으로 보인다.

Q 우울하지도 않은데 우울증으로 진단받았다. 가능한가?

A 우울증은 우울한 기분, 죽고 싶은 마음 등의 기분 증상 외에도 다양한 신체 증상, 인지 증상으로 나타날 수 있으며, 개인마다 다양한 증상을 보인다. 즉 우울한 기분이 없거나 기분

자체가 느껴지지 않는 경우에도 원인을 알 수 없는 통증이나 신체 증상, 만성 피로 및 무기력함, 기억력 및 집중력 저하 등의 인지 증상이 주로 나타나는 경우도 있으며, 이 경우 우울증 진단이 가능하다.

Q 우울증은 질병이 아니라 의지의 문제 같다. 마음 먹으면 나아질 것 같은데 치료를 받아야 하나?

A 우울증은 의지로 극복할 수 있는 문제이기보다는 치료받으면 나아질 수 있는 의학적 질병이다. 치료받지 못한 우울증은 심각한 사회적·직업적 기능의 저하를 유발하고, 신체 건강에 위협이 되며, 자살로 이어지는 등 개인과 가족의 삶에 부정적인 영향을 미치게 된다. 따라서 조기 진단 및 적절한 치료로 개인의 삶에 대한 손실을 최소화해야 한다.

Q 우울한 기분과 우울증의 차이는 무엇인가?

A 우울한 기분은 우울 증상 중 하나이다. 우울 증상에는 우울한 기분 외에도 무기력함, 피로함, 의욕 및 흥미 저하, 수면장애, 식욕의 이상, 자살 사고 등 여러 가지 증상이 있다. 현재의 진단 기준에서는 다양한 우울 증상 중 다섯 가지 이상의 증상이 2주 이상 지속되며, 이러한 증상으로 인해 사회적·직업적

기능 저하, 일상생활에서의 기능 저하가 명백할 때 우울증 진단을 받게 된다.

Q 우울증은 유전인가?

A 우울증이 유전적 질환은 아니다. 우울증 환자의 가족력을 조사했을 때, 가족 중에 우울증을 경험한 사람이 있을수록 우울증 발생률은 높지만, 가족력 없이도 우울증이 발생하는 것 또한 얼마든지 가능하다.

Q 산후우울증은 정상인가?

A 출산 후 겪게 되는 우울 증상의 정도에 따라 산후우울감과 산후우울증으로 나눌 수 있다.

출산 후 85%에 달하는 여성들이 일시적으로 우울감을 느낀다고 하는데, 대부분은 경미한 증상을 보인다. 우울감은 분만 후 2~4일 이내에 시작되어 3~5일째에 가장 심하고, 2주 이내에 호전된다. 짧게는 수시간 정도만 지속되는 경우도 있다. 이를 산후우울감이라 하며, 우울, 짜증, 눈물, 불안 및 기분변화 등의 증상이 있을 수 있다. 증상은 대부분 자연 소실되지만, 산후우울증으로 이행되는 경우도 있다.

산후우울증은 산후우울감과 비슷한 증상을 보이지만, 좀

더 늦게 발병하고, 증상이 더 심하며, 산모의 약 10~20%에서 발병한다. 대개 산후 4주 전후로 발병하고, 드물게는 출산 후 수일 이내 혹은 수개월 후에도 발생할 수 있다. 발병 3~6개월 후면 증상이 호전되지만, 치료받지 않을 경우 25% 정도에서는 1년 넘게 지속되기도 하며 85%에서 우울증으로 발전할 가능성이 있으므로 약물 치료가 필요하다.

산후정신병은 산모의 0.1~0.2%에서 나타나며, 매우 심각한 상태이므로 입원 치료와 약물 치료가 필요하다. 대부분 출산 후 수일부터 2~3주 내에 발생하며, 극도의 정서불안, 분노반응, 수면 장애, 망상, 혼돈, 주의집중력 결여 등이 나타나고, 일상생활이 힘들어진다. 자살 및 영아살해라는 극단적인 결과를 초래할 수 있으므로 입원 치료가 필수적이다.

Q 화병은 우울증인가?

A 화병은 심인성 혹은 반응성의 만성 분노장애로 분노, 억울하고 분함, 공격성, 증오와 같은 감정을 오랜 시간 참으면서 쌓여 발생한다. 주 증상은 복합적인 분노 증상 외에 신체 증상이 동반되는데, 열감, 입마름, 심계항진, 답답함, 목과 가슴의 덩어리 뭉침, 억제에 따르는 긴장감(잘 놀람), 하소연 및 뛰쳐나가고 싶은 증상 등이 나타난다. 그 외에 불안, 우울, 불면증, 식욕

감퇴, 죄책감 등의 증상이 동반될 수도 있다. 화병에서 우울 증상이 진단기준에 맞게 나타난다면 우울증과 화병이 공존하는 것으로 생각할 수 있다.

화병의 치료에는 우울증 치료제인 항우울제(특히 SSRI)와 항불안제를 병용하면 효과적이라는 보고도 있다.

Q 음주와 우울증은 관련이 있나?

A 최근에도 아직 우울증에 대해 오해를 하는 사람들이 종종 있다. 우울증을 '마음의 병' 혹은 '의지의 문제'로 여기곤 하는 것이다. 하지만 우울증은 뇌의 질환이다. 즉 뇌에서 정상적으로 분비되어 균형을 이루고 있어야 할 신경전달 물질 체계에 이상이 생긴 것이다.

술이 우리 몸에 미치는 영향은 거의 전신에 걸쳐 나타나며, 특히 뇌에서 중요한 작용을 한다. 술을 마시면 정신이 몽롱해지거나 잠이 오고 기분 변화를 보이는 것은 이러한 작용과 무관하지 않다. 따라서 음주를 하는 것이 우울증의 원인이 된다고는 할 수 없지만, 우울증의 경과에 좋지 않은 영향을 미칠 위험이 있는 것은 분명하다.

또한 우울증으로 약을 복용하는 경우에는 우울증 약 역시 뇌에 작용하는 만큼 술과의 상호작용으로 약효를 떨어뜨리거나, 간이나 신장 등에서 적절히 배설되어야 할 약물의 농도에 영향을 미칠 수 있다. 따라서 우울증의 위험이 있거나 우울증을 앓고 있는 경우, 치료를 받고 있는 경우에는 금주하는 것이 바람직하다.

Q 우울증이 심해지면 치매가 되나?

A 우울증과 치매는 엄연히 다른 질환이다. 따라서 우울증이 심해진다고 해서 이것이 치매로 이어지는 것은 아니다. 우울증을 앓는 사람들이 기억력 장애를 호소하는 경우는 치매의 양상과는 다르며, 집중력 저하 등으로 인한 결과이다. 따라서 젊은 환자들의 경우 우울증이 심해져 기억력 저하가 나타난다고 해서 치매를 걱정하는 것은 무리가 있다.

하지만 뇌영상 검사에서 이상소견을 보인 노인 우울증 환자의 경우 훗날 치매로 진행되었다는 결과가 보고되고 있다. 다시 말해, 추후에 치매로 진행될 가능성이 있는 환자가 수년 전 우울증 양상을 보였던 것이다.

우울증이 나타났다고 해서 이것이 진행되면 치매가 된다고 볼 순 없지만, 치매가 나타나기 전 단계 증상으로 우울감을 호소할 수 있다는 결론을 내릴 수 있다. 노인 환자가 우울 증상을 나타낼 때에는 이러한 가능성에 대해서도 완전히 배제할 수 없으며, 따라서 치매와 주의 깊게 감별하고 조기 치료를 위해 대비해야 한다.

Q 갱년기 우울증 진단을 받았는데, 치료는 어떻게 해야 하나?

A 예전에는 45세를 기준으로 이후에 첫 우울 증상이 발생하는 경우를 갱년기 우울증이라고 진단하여 일반적 우울증과 별개로 분류하였다. 갱년기 우울증은 호르몬 활동이 감소하고 생식 능력이 없어지면서 특별한 스트레스 없이도 발생하는 우울증으로, 증상·경과·예후 등에서 일반적인 우울증과는 차이를 보인다고 생각되었다.

하지만 최근에는 발병 연령을 기준으로 삼는 것이 임상적으로 타당하지 않고 치료 방법에서도 크게 차이가 없기 때문에 일반적인 우울증과 같은 진단 체계를 사용하고 있다. 증상으로는 초조, 강렬한 불안감이 많고, 자살의 위험이 높은 편이며, 건강염려증을 나타내기도 한다. 가족력이 뚜렷하지 않고, 대개 9~18개월 정도 지속된 후 저절로 좋아지곤 한다. 하지만 그동안 환자는 매우 비참한 상태에 빠질 수 있기 때문에 위험하다. 따라서 갱년기 우울증이니 흔히 그럴 수 있다고 생각하고 방치하기보다는 적극적으로 치료를 받는 것이 좋다.

치료 방법에는 일반적인 우울증 치료와 동일하게 약물 치료, 정신 치료 등이 사용되며, 경과가 좋고 회복이 빠른 편이다.

Q 우울증인가, 성격 문제인가?

A 증상이 있은 지 오래되었는데도 병에 대한 인식도가 낮아 치료를 받지 못하고 증상이 완전히 호전되지 않은 채 오랫동안 남아 있는 환자들에서 이러한 의문이 제기될 수 있다.

예전에는 정신과에 대한 좋지 못한 편견이 있었기 때문에, 스스로 힘들거나 주변에서 보기에 분명히 치료가 필요한 상황임에도 본인이 받아들이지 못해서, 또는 치료로 올 수 있는 불이익을 걱정하여 치료받지 않는 경우가 많았다. 이런 경우 증상이 있을 때마다 가족들에게 심하게 짜증을 낸다거나, 아무것도 하지 않으려고 하고 직장도 그만두는 등 행동상의 변화가 있게 된다.

따라서 환자 자신이 불편함을 느끼고 생활에 제약이 되는 부분이 있으며 이것들이 반복된다면, 성격이 원래 조급하고 신경질적이며 인내심이 부족한 어쩔 수 없는 성격이라는 생각에서 벗어나 좋아질 수 있는 증상으로서의 측면을 따져봐야 한다.

Q 우울증 환자 가족들은 어떻게 해야 하나?

A 우울증 환자 가족 가운데 환자 옆에서 해줄 수 있는 것이 아무것도 없다고 하며 절망감을 표현하는 경우가 꽤 있다. 그렇지만 결론부터 말하자면, 해줄 수 있는 것이 매우 많다.

제일 먼저 변화를 감지하는 것이다. 원래 그렇지 않던 사람이 갑자기 말투나 행동이 변화할 때, 갑자기 성적이나 회사 내에서의 성과를 걱정할 때, 왜 그것밖에 하지 못하냐고 다그치거나 왜 짜증을 내느냐고 받아치기 이전에 왜 그러한 변화가 왔는지 생각해볼 필요가 있다. 그리고 요즘 어려움이 있는지, 기분이 우울하지는 않은지, 도와줄 수 있는 부분이 있는지 반드시 물어봐야 한다. 우리나라에서는 자신의 어려움과 특히 정신적 증상을 자발적으로 이야기하는 것을 꺼려하는 문화가 아직도 남아 있다. 특히 인내와 성숙을 미덕으로 여기고 자라온 중·장년층에게서 이러한 일들이 많이 벌어지는데, 그럴 때 가족들이 해야 하는 일은 많이, 그리고 자주 물어봐 주는 것이다. 만일 그러한 초기 우울증의 사인을 감지하였다면, 무조건 병원에 가 보라고 하는 지시적 반응보다는, 도와줄 수 있다는 의사를 충분히 전달하고 병원 예약을 해주거나 당일에 같이 가주는 것이 더 좋다.

치료를 시작한 후에는 치료 과정에 대해서도 관심을 가져

주고, 약물을 스스로 챙기지 못하고 자꾸 잊게 되는 경우 옆에서 이를 도와주는 것도 도움이 된다.

이 과정에서 가장 중요한 것은, 지시적이거나 강압적인 태도, 이끌어 주는 태도보다는 옆에서 같이 있어 준다는 포용과 이해의 태도가 필요하다는 것이다.

Q 스트레스를 줄이기 위해서 직장(또는 학교)을 그만두어야 하나?

A 우울증이나 기타 정신적으로 어려운 상황에서 정신과 의사들이 가장 많이 하는 이야기 중 하나는 중요한 결정을 내리지 말라는 것이다. 물론 직접적인 스트레스 요인이 회사나 학교에서의 관계일 경우, 잠시 떨어져서 그로 인한 스트레스를 받지 않는 것은 매우 중요하다. 그러나 극단적으로 그만둔다든지 하는 등의 결정은 증상이 좋아져 회복된 상태에서 하는 것이 좋다. 왜냐하면 부정적이고 비관적인 생각들이 계속되어 해결책을 찾지 못하여 어려움을 겪는 것이 우울증의 특징적인 증상인데, 증상이 심하다면 아무런 해결책을 찾지 못하고 있다가 그 악순환의 고리를 끊고 싶다는 생각에 충동적으로 무조건 피하는 방법을 택하는 경우가 많기 때문이다. 그렇지만 증상이 좋아지고 난 이후 되돌아보면 그 순환의 고리에서 탈출하는 길이 매우 많다는 사실을 깨닫게 된다.

따라서 우울 증상이 있는 시기에 직장이나 학교를 그만두는 결정을 하는 것은 바람직하지 못하며, 잠시 유보하였다가 증상이 호전된 이후 이성적 판단으로 결정하는 것이 좋다.

Q 항우울제는 뇌독성이 있나?

A 약물에 대한 오해는 한두 가지가 아닌데, 그중에서 '정신과 약은 중독이 된다', '오래 먹으면 좋지 않다'라는 것이 있다. 약물에 대한 전반적 오해에 관해서는 앞서 설명을 하였지만, 항우울제에 관해서만 말하자면, 그렇지 않다는 것이다.

많은 항우울제는 우울증기에 뇌 속에서 부족한 세로토닌이나 노르에피네프린과 같은 물질이 고갈되지 않도록 하여 이들의 순환을 원활하게 하는 역할을 한다. 연구에 따르면, 우울증이 반복적으로 여러 번 발병될 경우 오히려 인지기능 저하 등의 후유증이 남을 수 있다고 하여, 결국 항우울제가 뇌독성이 있다고 하는 것보다는, 우울증의 재발 및 오랜 유병을 막아 뇌를 보호하는 효과가 있다는 것이 더 옳을 것 같다.

한편, 일부에서는 우울증과 동반된 불안감을 낮추기 위해 보조적으로 사용하는 벤조다이아제핀과 같은 신경안정제 종류의 경우에는 많은 용량으로 오랜 시간 복용하였을 때 인지기능 저하를 가져온다는 보고들이 있지만, 우울증에서 신경안정제를 쓰는 것은 급성기에 보조적으로 소량을 단기간 사용하며, 불안·불면 등의 증상이 호전된 이후에는 중단하는 것이 원칙이다. 따라서 일부 보고에서 언급한 인지기능 저하 등을 가져올 가능성은 매우 적다고 할 수 있다.

Q 항우울제는 중독성이 있어 끊지 못하나?

A 많은 환자들이 항우울제를 한번 복용하기 시작하면 끊지 못한다고 걱정을 한다. 항우울제 자체가 중독성이 있다는 증거는 없으며, 항우울제를 복용하지 않으면서 치료를 미루게 되면 오히려 전반적인 삶의 질이 떨어지게 된다.

항우울제를 끊을 때에는, 의사의 처방을 따라 금단증후군이 발생하지 않도록 하면 쉽게 끊을 수 있다. 하지만 끊은 후에는 재발의 위험이 있다.

Q 항우울제를 꼭 먹어야 하나?

A 우울증으로 진단한다고 무조건 항우울제를 처방하지는 않는다. 경도의 우울증일 때는 정신 치료, 운동 치료 등으로도 효과를 볼 수 있다. 항우울제를 처방하는 경우는 약물 치료가 반드시 필요한 경우(중증 이상의 우울증, 정신병적 증상, 자살 사고 등), 약물 치료를 하지 않았을 때보다 했을 때 더 빠른 회복을

기대할 수 있는 경우, 부작용이나 약물 상호작용이 크게 문제되지 않는 경우 등이다.

의사는 우울증 진단 후에 약물 치료가 하나의 선택할 수 있는 상황임을 알려야 하며, 반드시 약물이 필요한 경우에는 이에 대해서도 설명해 주어야 한다.

Q 약은 계속 먹어야 하나? 나아지면 끊으면 안 되나?

A 초발 우울증의 경우, 증상이 호전된 이후 최소 6개월 이상은 복용하라고 권유하고 있다. 이는 그렇게 복용하지 않았을 경우에 비해 향후 재발할 확률이 낮아진다는 증거가 있기 때문이다. 재발하는 우울증이나 중증 이상의 우울증 삽화인 경우에는 더 오래 복용하도록 되어 있는데, 그만큼 재발 확률이 높기 때문이다.

결론적으로, 우울증이 나아져도 약을 바로 끊지 않고 어느 정도 기간 동안 유지하는 것이 필요하다.

Q 항우울제 부작용이 있어도 계속 복용해야 하나?

A 경한 부작용의 경우 시간이 지나면 어느 정도 호전된다고 알려져 있다. 하지만 중증의 부작용이나 큰 지장이 있는 경우에는 반드시 의사와 상의하여 약을 계속 복용할지 여부를 결

정해야 한다. 항우울제의 효과는 대개 서로 대등하다고 되어 있어, 약물 부작용이 있을 때 약물을 변경하는 경우가 흔하다. 다만, 약물의 부작용으로 생각되는 것이 사실상 우울증의 한 증상일 수도 있으므로, 약물 부작용인지는 담당의와 상의하는 것이 필요하다.

Q 약을 먹어도 좋아지지 않는데, 언제 좋아지나?

A 대개의 항우울제는 약물 효과가 2~3주 후에 나타난다고 하며, 그 이상이 필요한 경우도 있다. 원칙적으로는 4주 정도 동일 약물을 충분한 용량으로 유지한 후 치료 효과를 평가하도록 되어 있다. 하지만 이 정도의 시간을 기다리는 것과 약물을 변경하는 것 사이의 이익과 손해를 계산하여 더 빨리 약물을 교체하거나 증량하는 경우가 많다.

Q 정신 치료를 해야 하나, 약물 치료를 해야 하나?

A 많은 환자들이 정신 치료에 대해서 질문하는데, 경증에서 중등도의 우울증의 경우에는 정신 치료와 약물 치료가 동등한 효과가 있다. 하지만 중증 이상의 심한 우울증에서는 정신 치료에 대한 동기가 떨어질 뿐만 아니라 기간을 기다릴 수 없기 때문에, 약물 치료 위주가 될 수밖에 없다. 빠른 우울증 치료가

필요한 경우 약물 치료가 우선이 되고, 이후 증상이 어느 정도 호전되면 정신 치료와 병행하거나 정신 치료 단독으로 진행하는 경우도 많다. 어떤 치료를 받는 것이 효과적일지는 담당의와 상의하여 결정하는 것이 좋다.

Q 재발을 막기 위해서는 어떻게 해야 하나?

A 급성기 삽화 호전 이후 약물 치료를 너무 빨리 중단하면 재발을 가져올 수 있으므로 유지기 약물 치료를 최소 6개월에서 2년 이상 유지하는 것이 중요하다.

한편, 정신 치료적인 접근을 병행할 경우 재발을 예방하고 약물 복용의 중단 시기를 앞당기는 데 도움을 줄 수 있다.

Q 우울증일 때 주의할 것이 있나?

A 술은 마시지 않는 것이 좋다. 주요 우울증을 겪고 있는 많은 환자들이 잠을 청하기 위해서나 스스로를 달래기 위해 술을 마시곤 하는데, 알코올은 우리 뇌에서 우울삽화 때 일어나는 것과 유사한 화학물질의 변화를 일으킨다. 술을 마시면 처음에 입면을 하는 데는 도움이 될 수도 있지만, 시간이 지나 알코올이 체내에서 분해되면서 진정 효과는 곧 사라지기 때문에 새벽 일찍 잠에서 깨게 된다.

앞서 이야기했던 것처럼 우울삽화를 겪고 있는 동안에는 인생에서 중요한 결정을 내리는 것은 미루어 두는 것이 좋다. 우울할 때는 산더미같이 크고 어렵게 느껴지는 문제들도, 기분이 나아지고 나면 훨씬 더 수월하게 느껴질 수 있기 때문이다.

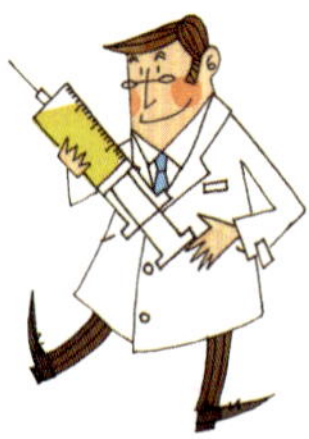